T0343720

GISELLA GIL BUXADÉ

# COSMÉTICA EMOCIONAL

El cambio definitivo
para la belleza de tu piel

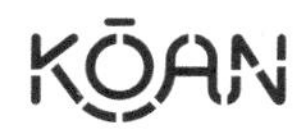

c/ Mar Tirrena, 5, 08918 Badalona
www.koanlibros.com • info@koanlibros.com
ISBN: 978-84-10358-05-8 • Depósito legal: B-16807-2024

Edición: Victoria Riobó
Diseño del libro: Victor Riba
Maquetación: Cuqui Puig

Impresión y encuadernación: Imprenta Mundo
Impreso en España / *Printed in Spain*



1ª edición, octubre de 2024

No existe un canon de belleza en el que tengas que encajar, ni objetivos que perseguir, ni un destino final al que llegar. *Cosmética Emocional* es un viaje interno único y personal. Mi propósito ha sido crear un método y escribir estas páginas para que encuentres la inspiración que te permita vincularte con tu esencia, explorar nuevas maneras de cuidado personal y, desde este lugar, te atrevas a lucir tu mejor piel.

Gisella Gil

Creadora del método Cosmética Emocional®

*A ti que estás en el cielo*

# ÍNDICE

# PRÓLOGO

En este libro, Gisella nos muestra un profundo trabajo de integración y comprensión sobre el funcionamiento del cuerpo, centrado especialmente en la piel, desarrollado a lo largo de su carrera profesional. Lo fascinante es que no plantea un viaje lineal del tipo causa y efecto, como suele suceder la mayoría de las veces. En su lugar, nos invita a un magnífico recorrido por este órgano, que se puede explorar tanto de dentro hacia fuera como de fuera hacia dentro. Se trata de un movimiento circular donde causas y efectos se entrelazan con lo que condimenta la vida: las emociones. Gisella nos revela la belleza y perfección de la relación mente-cuerpo a través de nuestro órgano más extenso: la piel.

La autora nos sumerge en un mundo de múltiples posibilidades, donde lo que adquiere más relevancia no es qué nos ocurre, sino cómo vivimos lo que nos sucede y cómo se manifiesta en el cuerpo de una persona.

La piel es un espejo fiel de nuestro estado emocional. El ruborizarse, sudar o palidecer son maneras en que ella nos habla sobre lo que estamos experimentando internamente. Desde el inicio de nuestra vida, con el primer contacto piel con piel del que aprendimos, si tuvimos esa maravillosa experiencia, a sentir seguridad y tranquilidad, la piel es el reflejo del alma y el testigo silencioso de nuestras emociones y pensamientos más profundos. Nos ofrece una puerta hacia una existencia más plena y acorde con nuestras necesidades, siempre y cuando estemos dispuestos a escuchar sus mensajes.

Es comprensible que las personas quieran ver su piel saludable. Gisella te ofrece su mano para que experimentes una nueva manera de hacerlo, acercándote a tu propia vida. Te invita a recordar que el ser humano es un todo y que la piel es el portal de entrada para reconocer que existe una perfección y una lógica en cada realidad existencial. Lejos de querer taparla, negarla, modificarla, lo que te mejora por dentro y por fuera es permitirte sentirla.

Podrás comprender, entonces, que estar sanos pasa por cuidar el «cuerpo emocional». Bienvenidos a un viaje único hacia la comprensión de la cosmética emocional.

Ángeles Wolder Helling,
psicóloga, formadora en descodificación biológica
y fundadora del Instituto Ángeles Wolder

# INTRODUCCIÓN

La clave de la verdadera belleza comienza por escuchar los mensajes profundos de tu piel.

La palabra *cosmética* proviene del término de origen griego *cosmos*, que significa 'orden bello'. Fue la Dra. Inma Nogués quien compartió conmigo esta perspectiva. Con una comprensión holística* de la salud humana, me señaló cómo la cosmética puede ir de lo más superficial a lo más profundo, y ambas dimensiones son igualmente válidas. Sin embargo, la manera en que abordo el cuidado de la piel a través de mi método Cosmética Emocional® toca, según sus palabras, una profundidad esencial. Esta apreciación me reafirmó en un camino que, en sus inicios, era muy poco transitado y a contracorriente, fortaleciendo mi convicción de que es posible ir más allá del uso externo de productos para el cuidado de la piel.

Durante años hemos creído que cuidarse la piel consistía en aplicarse cremas, sérums, elixires. Las mejoras que nos ofrece el mercado cosmético, ya se trate de productos con nuevos activos químicos o vegetales como el colágeno, el ácido hialurónico o la vitamina C, la niacinamida, el bakuchiol, etc., ya se trate de técnicas que incrementan el poder de penetración de los activos en la piel, como los compuestos liposomados, la nanotecnología, etc., pueden dar la falsa impresión de que se pone a nuestro alcance todo cuanto podemos hacer por y para nuestra piel. De lo químico a lo natural, de lo animal a lo vegano, ¿qué más puede ofrecernos la cosmética?

Es una industria que mueve globalmente 800.000 millones de dólares anuales[1] en torno a promesas, estudios clínicos y algo de hedonismo, mientras explota una realidad oculta detrás de cada compra: el miedo a envejecer, el deseo de retrasar o atenuar, al menos, los signos del envejecimiento. ¡Todos ansiamos el elixir de la eterna juventud! Es por ello que la esperanza de vernos jóvenes, de lucir una piel brillante, hidratada, sin manchas ni arrugas, sigue sosteniendo nuestras inversiones en productos y tratamientos, aunque las promesas de la industria cosmética no siempre se cumplen, como sabemos bien. En mi opinión, esto se debe a que el foco de atención se dirige al lugar equivocado. Se siguen buscando fuera los secretos de una piel perfecta, cuando la raíz de su desarmonía proviene del interior.

Cuando decidí crear, en el año 2016, el método Cosmética Emocional®, mi principal motivación era proponer un camino completamente diferente al que destilaban los anuncios de los principales referentes del mundo del *beauty*: dejar de sufrir por el aspecto físico, abandonar la lucha por encajar en el canon de belleza hegemónico, aprender a querernos tal como somos, sintonizar con nuestro mundo emocional, todo esto alineado con la práctica del *skinimalismo*.* Veía con claridad que el hecho de aceptar el paso de los años con bienestar abría una nueva dimensión alrededor de la cosmética y del cuidado personal.

Recibí con ilusión el despunte del movimiento del Well-Aging* porque, como yo, abogaba por un tipo de cuidado

*. Los asteriscos remiten al glosario de la página 198.

personal centrado en el bienestar integral, y no en la lucha contra los signos de la edad. Pero pese a que una nueva conciencia se iba abriendo paso muy lentamente, el bótox, las infiltraciones y las cremas que prometían la eterna juventud seguían siendo los productos más demandados. La mirada continuaba puesta en el mismo objetivo: frenar el envejecimiento y parecer más joven, olvidando añadir a la ecuación el cuidado emocional.

Mi mensaje del cuidado emocional de la piel en un mercado «convencional» que mueve cientos de millones de dólares en la búsqueda del elixir milagroso parecía, en el inicio, una propuesta un tanto naif. No se terminaba de comprender plenamente que este método no solo promovía el bienestar emocional, sino que era eficaz para frenar el envejecimiento y atenuar arrugas, y de manera mucho más radical que los productos usuales, ya que iba a la raíz del problema. Esto no me desanimó, pues aunque había poca conciencia de esto por aquellos años, importantes científicos respaldaban con sus últimas investigaciones la estrecha relación entre el aspecto de la piel y las emociones. Estaba convencida, además, de que no era posible estar en una lucha permanente contra uno mismo, persiguiendo ideales de belleza ajenos, consumiendo marketing y verdades a medias sobre lo que realmente implica el cuidado de nuestra piel.

Seguí indagando cuidadosamente sobre qué había detrás de las promesas cosméticas que nos rodeaban. Constaté que no existía ni un solo mensaje que me alentara a mirarme al espejo y gustarme, tampoco había un plan preventivo ni una filosofía coherente ni un acompañamiento a largo plazo ni una mirada holística ni nada de lo que durante más de diez años de formación en Naturopatía, Terapia Floral y Descodificación Biológica había aprendido, y que resulta indispensable para el cuidado y aspecto de la piel.

Como consumidora, veía que el mercado en torno a la belleza se aislaba en un mundo de necesidades y mensajes de los que poco podía aprender. Como naturópata, no podía ignorar la evidencia que veía diariamente en mi consulta: cuando trabajaba con una paciente su estado emocional, el aspecto de su piel mejoraba muchísimo. Empecé a experimentar con preparados personalizados en los que añadía un activo que incidía directamente en la frecuencia emocional de la persona, obteniendo logros sobresalientes. Estos resultados empíricos estaban, además, respaldados por estudios científicos que constatan que la piel no es un órgano aislado que funciona de manera independiente o que solo responde a cremas ricas en ácido hialurónico: la piel responde a todo lo que nuestro cerebro dice.

Sin ir más lejos, el estrés sostenido en el tiempo que sufre algo más del 40 % de la población mundial genera altos índices de cortisol que se traducen en falta de brillo, sequedad, irritación, enrojecimiento de la piel, tal como apunta la dermatóloga y psiquiatra Amy Wechsler: «El exceso de cortisol descompone el colágeno, aumenta la pérdida de humedad, provoca inflamación, dilata los vasos sanguíneos, ralentiza la renovación celular y aumenta la producción del sebo».[2] Por su parte, el doctor Francisco Tausk, también dermatólogo, especialista en psicosomática cutánea, profesor y autor de varios libros, señala, por ejemplo, la correlación entre el estrés y la evolución de la psoriasis: «En mi trabajo de investigación y como tratamiento, llegué a utilizar la hipnosis en casos de psoriasis, obteniendo resultados en los que los pacientes altamente hipnotizables mejoraron sensiblemente su condición».[3]

En cuanto a la insatisfacción, con una incidencia similar al estrés en términos porcentuales, anula la secreción de endorfinas, que se manifiesta en la piel como disminución del brillo y pérdida de calidad.

Gracias al aval de estos y otros descubrimientos recientes, la cultura del bienestar, con un enfoque en lo natural y el cuidado de la piel, ha comenzado a ganar terreno, abriendo paso a nuevos tratamientos y métodos para cuidar la piel. Los rellenos como Aquamid® han sido gradualmente reemplazados por técnicas menos invasivas, mientras vamos integrando cada vez más que sentirse sano y estarlo también es sinónimo de belleza.

Cuando hablo de estar sano no me refiero únicamente al plano físico, que es lo primero que nos viene a la mente cuando leemos la palabra *salud,* y asociaciones obvias como comer saludable o hacer deporte. Estar sano empieza con el cuidado de un elemento crucial, que es, además, la verdadera llave que retrasa el proceso de envejecimiento de la piel: el cuerpo emocional. Este conforma la base de un iceberg del cual solo vemos la punta.

Si consideramos el cuidado de la piel desde una disciplina como la descodificación biológica, que afirma que el síntoma es la respuesta a través de la cual el cuerpo expresa su emocionalidad reprimida, los problemas que afectan a la piel —sean sequedad, rosácea, acné o flacidez—, son mensajes que ella quiere transmitirnos: son avisos acerca de lo que está sucediendo en nuestro interior. Los síntomas, cualquiera que sea su índole, son una llamada de atención desesperada de nuestra biología que nos alerta sobre un conflicto que estamos viviendo desde el estrés.

Después de este breve repaso, ¿dónde piensas que debemos poner la atención a la hora de cuidar nuestra piel?

La pandemia de 2020 fue una etapa de gran aprendizaje. Las pieles cambiaron durante el encierro. Recibía muchas consultas en torno a un tema común: la piel seca. Las causas podían ser diversas en cada caso particular, por supuesto, pero a la luz de la evidencia, mi pronóstico de que el campo emocional era determinante fue cobrando cada vez más fuerza. Leída desde la descodificación biológica, la piel seca habla de un conflicto de aislamiento y/o separación en un contexto de amenaza, miedo y desprotección que se vive desde el estrés. Desarrollaremos los tipos de conflictos de algunas de las manifestaciones cutáneas más habituales en la segunda parte de este libro, pero lo central aquí es que encontré en la descodificación biológica una herramienta muy valiosa que ha nutrido el desarrollo y evolución no solo de la metodología y los tratamientos de Cosmética Emocional®, sino que ha calado hondo en el mensaje que quiero transmitir: podemos hacer mucho más por nuestra piel que ponernos una crema. Es hora de que dejemos de concebirla como una realidad aislada de quiénes somos, cómo vivimos, cuál es nuestra historia, nuestras creencias y formas de sentir. Es hora de sentirla como el órgano sensorial más grande del cuerpo que expresa lo que sientes e imprime lo que callas.

Mi manera de abordar el cuidado de la piel ha ido madurando y nutriéndose de mi práctica profesional como naturópata, de la investigación continua de los estudios científicos más recientes que avalan las conexiones cerebro-piel, de la relación entre las emociones y la piel descrita por investigadores y profesionales del ámbito de la descodificación biológica, de mis propias investigaciones acerca de cómo se comporta la energía, todo esto bajo la mirada holística en donde la piel forma parte de un todo. Lo que te ofrezco en estas páginas es un enfoque novedoso del cuidado de la piel que puedes descubrir a través del método Cosmética Emocional®.

Te invito a participar de manera activa en la mejora de tu apariencia, belleza, armonía y salud, más allá de los tratamientos cosméticos convencionales, procedimientos estéticos o cirugías plásticas. Mi intención no es invalidar estos métodos, sino ampliar la mirada para integrar también la conciencia emocional con otros aspectos esenciales del

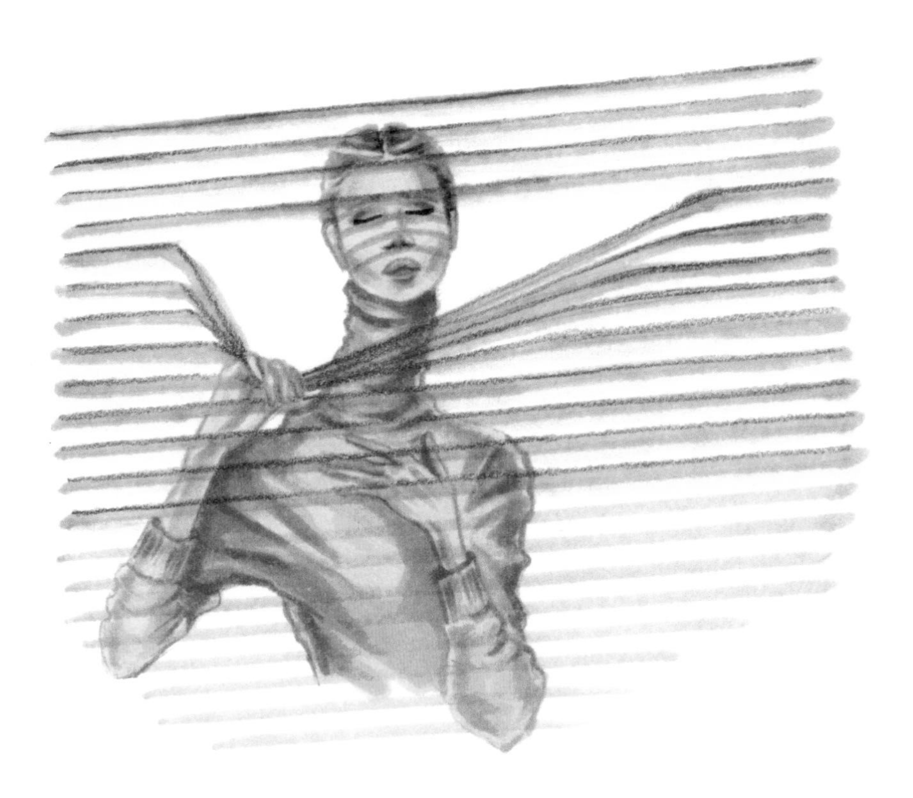

bienestar que completan la manera habitual de abordar el cuidado de la piel. La cosmética emocional añade una dimensión radicalmente nueva, invitándote a prestar atención a las señales que el cuerpo nos envía, reconociendo la interconexión entre nuestras emociones, nuestra salud física y la apariencia de nuestra piel.

Estoy convencida de que apenas nos hemos asomado al territorio de lo que es posible en torno al cuidado de la piel. No hemos explorado la riqueza que yace más allá de lo visible, la parte sumergida del iceberg. Hay un universo de conocimiento esperando ser descubierto, desde la energía y la conciencia emocional hasta la física cuántica y la neurociencia, que puedes aplicar en tu vida diaria para convertirte en un agente activo de tu propia belleza.

Estamos en el amanecer de una nueva era en el cuidado de la piel, donde simplemente aplicar una crema ya no es suficiente; tu participación consciente y activa es esencial. Al finalizar este libro habrás traspasado un umbral hacia una nueva consciencia del cuidado personal. ¡Estás a punto de embarcarte en una gran aventura! ¡Sigue adelante!

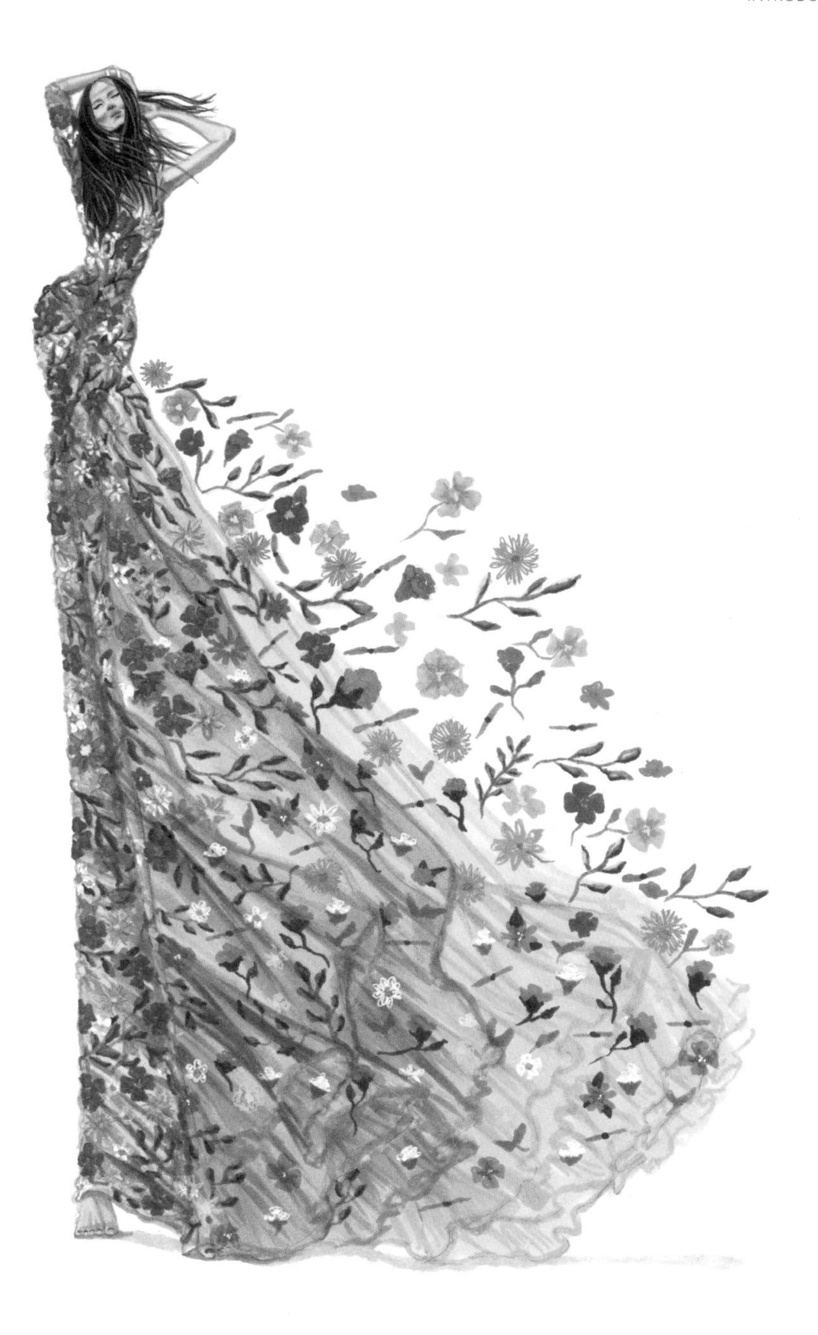

# PARTE UNO

# EMPECEMOS POR SITUARNOS

1

# CONOCER LA PIEL ES CONOCERSE

Lo primero que salta a la vista cuando conoces a alguien es su apariencia física. Comencemos, entonces, por aquí. La piel pesa una media de 5 kg aproximadamente, mide alrededor de 2 m$^2$, su pH ronda el valor de 5,5. Consta de tres capas. La más externa se renueva completamente cada 28 días (en condiciones normales). Cuenta con más de cinco mil receptores cutáneos por cm$^2$, incluso en las capas más superficiales, que envían información instantánea al cerebro.

Cuando hablo de la piel, suelo imaginar la apasionada historia de amor que vive con el cerebro, pues son una pareja inseparable. Así como no puedes pensar en Julieta sin su Romeo, tampoco puedes concebir a esta pareja de manera aislada. A primera vista no se parecen, pero están hechos de lo mismo, ya que comparten tejido embrionario (ectoblasto o ectodermo). Es por este motivo que la suya es una relación imposible de romper. Intercambian códigos que solo ellos conocen, repletos de múltiples sustancias químicas, que dan sentido a su relación a lo largo de toda la vida. Entre ellos no hay secretos. Es el cerebro quien decide cómo responde la piel a un estímulo. La conexión cerebro-piel la hace extremadamente sensible y capaz de captar todo lo que sucede a su alrededor. Para descubrir cuál es su lenguaje y cómo habla, es necesario que la conozcas un poco más. Desde el principio debes saber que lo que la piel más desea en esta vida es tocar y ser tocada. Esa es su función biológica. Así que, aunque desarrolle también otras funciones, muchos de sus conflictos girarán en torno a esto.

El vínculo entre el cerebro y la piel se da en un entorno y en un contexto específicos: un universo creado por receptores de información presentes en la piel, que la convierten en una prolongación periférica del sistema nervioso donde danzan cientos de compuestos químicos para que todo funcione. Es como una meditación en movimiento en la que la piel brilla con luz propia. Estos compuestos químicos se llaman neurotransmisores. Imaginemos que son como mensajeros de luz que permiten transmitir información valiosa entre neuronas, que aseguran un contacto muy estrecho entre fibras nerviosas y células cutáneas. Todos juntos conforman un verdadero equipo de trabajo cuya misión es servir a la piel, para que ella luzca con su máximo esplendor. Esto solo es posible gracias a la energía —impulsos eléctricos—, indispensable para que cumplan sus funciones y distribuyan la información.

¿Cómo proporcionarle energía a la piel? Puedes hacerlo a través de un cosmético que tenga una buena frecuencia, de aparatología médico-estética adecuada, mediante la alimentación, el deporte, el sol, el mar y los paseos al aire libre. También le proporcionas energía cuando te relacionas con personas a las que amas o diciéndole cosas bonitas (¡eso es algo que también le gusta mucho!).

Un truco que contribuye a incrementar su belleza es darle un abrazo. ¡Le encantan! En cada abrazo, llegan a nuestro cerebro millones de impulsos nerviosos, liberando un tipo específico de neurotransmisores (o mensajeros de la luz, como los hemos llamado): las endorfinas, popularmente conocidas como las «hormonas de la felicidad». También liberamos otro compuesto, la oxitocina, la célebre «hormona del amor».

Al igual que la oxitocina o las endorfinas, existen otras sustancias que actúan como mensajeros químicos, que transportan, impulsan y equilibran las señales entre neuronas y células. En el sistema nervioso, ese mundo en el que conviven piel y cerebro, existen más de cuarenta neurotransmisores o mensajeros de luz, entre los que encontramos la dopamina, el ácido gamma-aminobutírico (GABA), la serotonina o la histamina. Nuestras neuronas reaccionarán de una manera u otra en función del tipo de neurotransmisor, ya sea excitando o inhibiendo a la neurona receptora. Por lo tanto, reaccionaremos a los estímulos de forma distinta.

El diálogo que se establece entre piel y cerebro es bidireccional: esta es una relación amorosa totalmente equilibrada. Se ha corroborado que la piel le comunica al cerebro todo lo que le sucede, y viceversa. El cerebro no puede evitar compartir con la piel la información que recibe, como también constatan los expertos. En palabras del psiquiatra y psicoanalista Jorge Ulnik: «El cerebro no solo recibe mensajes de la piel, sino que emite mensajes hacia la piel».[1]

¿Qué significa que el cerebro envía mensajes a la piel? ¿Cómo lo hace? Un ejemplo claro es el del espejo. Tus pensamientos, palabras y acciones frente al espejo actúan como estímulos que llegan al cerebro desde el entorno. El cerebro, a su vez, comunica a la piel lo que estás pensando sobre ella cuando te miras en el espejo.

Lo que piensas, aun si no lo dices en voz alta, es captado por tu cerebro a través de los neurotransmisores. Tus palabras —aun las formuladas en silencio— emiten una frecuencia que se transmite como información celular. Esta información crea una química en tu cuerpo que desencadena cambios en la célula receptora. Cada vez que delante del espejo te dices: «No me gusta mi cuerpo», se genera una sensación de frustración, ansiedad, desesperanza, etc. Estos sentimientos sostenidos en el tiempo provocan estrés, que libera cortisol y fomenta el aumento de radicales libres.

De la misma manera que el resultado de un abrazo es brillo y calidad de la piel, los conflictos emocionales sostenidos en el tiempo, así como los disgustos, los traumas o los *shocks*, pueden terminar en acné, grasa, celulitis, etc. Cada dolencia tiene su propio código, como veremos en la segunda parte de este libro. Sin entrar en detalles por ahora, cada «no me gusto» que te dices contribuye a acumular glucógenos, alimento de los depósitos de grasa. Cuando, por el contrario, te miras amablemente, ese impulso energético en forma de pensamiento o palabra elegirá a otras sustancias, cambiando la química de tu cuerpo y como resultado, el aspecto de tu piel. Si utilizas palabras nocivas, que generan estrés, estás invitando a que agentes como el cortisol o la adrenalina tomen el control. Ten por seguro que eso deslucirá el encanto y la luminosidad que las células más VIP de la piel (queratinocitos y fibroblastos) traen consigo.

Los queratinocitos y fibroblastos constituyen el matrimonio ideal de células cutáneas, que se encarga de producir queratina y colágeno, mitigando y disminuyendo la aparición de arrugas y la pérdida de luminosidad. Cuando esta pareja recibe la energía de las endorfinas, se estimula, dando como resultado brillo y calidad en la piel. Pero no solo eso. Es una dupla tan poderosa que, cuando esto sucede, el cortisol y la adrenalina, los villanos de la película, se ven obligados a retirarse.

Así es como funciona. Cuando nos encontramos en medio de este torbellino energético, el sistema inmune, además, se refuerza y la piel se expresa en toda su belleza.

A estas alturas, quizá empieces a comprender que la aparición de arrugas no se debe únicamente a la disminución de colágeno que el paso de los años trae consigo, o que inyectarse ácido hialurónico, aunque efectivo, no es la solución, si antes no se abordan conflictos internos, como la resistencia a envejecer o la desaprobación de uno mismo ante el espejo. Adoptar una postura de «lucha» solo genera estrés, lo cual estimula a los villanos de esta historia: el cortisol y la adrenalina.

La piel necesita de todo su maravilloso universo de neurotransmisores para lucir en su máximo esplendor. Siempre se guía por el *feedback* del cerebro, que actúa como juez, aprobando o rechazando cada estímulo. La piel se armoniza cuando recibe mensajes y caricias, tanto externos como propios. Si conseguimos que este universo de códigos secretos rebose de amor, la salud y la belleza están servidas.

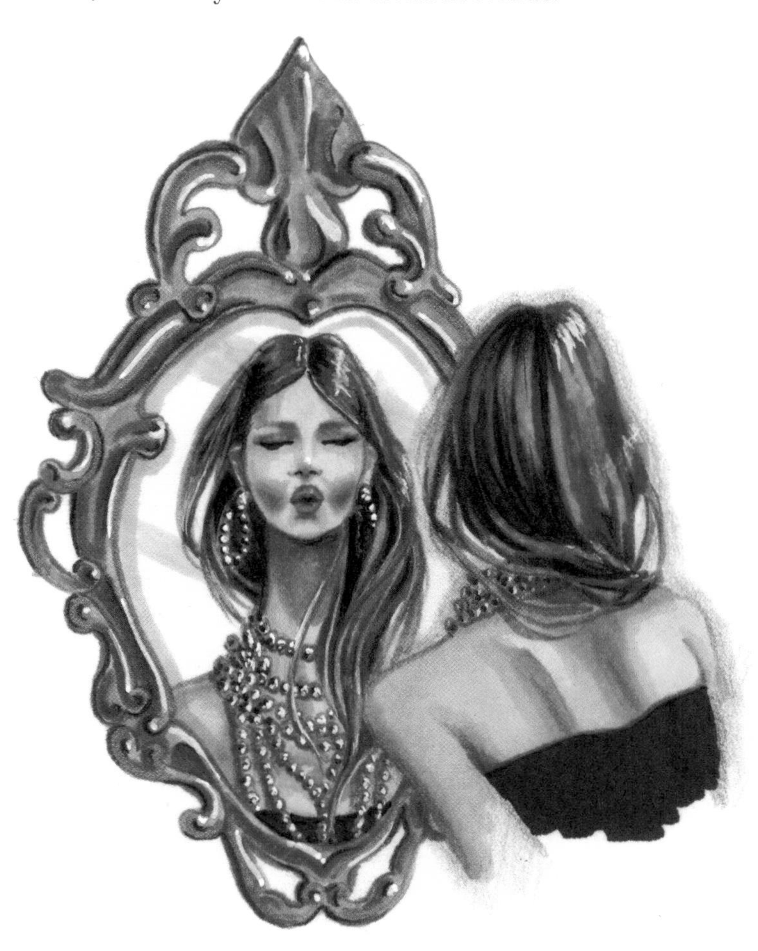

La energía, adopte la forma que adopte, es lo que pone en movimiento el mundo que comparten piel y cerebro. Tanto si el estímulo procede de la piel y termina en el cerebro como si recorre el camino inverso, se activarán unos códigos que darán como respuesta un resultado en la piel. A estos códigos los llamaremos códigos biológicos de supervivencia.

El camino hacia una auténtica belleza empieza por poner orden en lo que pensamos, sentimos, queremos y hacemos, así como en nuestra vida en general. La coherencia, la autoestima y el valor son fundamentales. No se puede alcanzar un equilibrio en la piel si no hay armonía entre estos aspectos de nuestra existencia. Es por eso que mi primera propuesta es desarrollar esa coherencia interna que nos permita redescubrir el tan ansiado esplendor de la piel, más allá de los cánones de belleza hegemónicos, que muchas veces nos confunden. Nos referiremos e esta coherencia interna como «ese orden bello».

«La piel es el eco del alma, en ella
resuenan las melodías más sutiles
de nuestro ser.»

Virginia Woolf

2

# LOS ONCE PRINCIPIOS DEL ORDEN BELLO

¿Qué significa «orden bello»? ¿Será acaso ordenar la belleza? Visto así, no tiene mucho sentido. Pero si nos detenemos a considerar lo que hemos desarrollado hasta aquí, empezamos a tomar conciencia de que para irradiar belleza —que requiere generar endorfinas, serotonina, GABA y oxitocina— deben existir ciertas condiciones:

- Coherencia entre nuestro interior y nuestro exterior
- Armonía entre lo que pensamos, hacemos, queremos y sentimos
- Respetarnos cada vez que nos miramos al espejo
- Autoconocimiento
- Capacidad para vivir las emociones, atravesarlas y dejarlas ir
- Amor hacia lo que hacemos
- Autenticidad en la manifestación vital de nuestros deseos
- Una alimentación orgánica y saludable
- Tener una presencia en la vida de la que nos sintamos orgullosos
- Un entorno sano y favorable
- Una comprensión holística, completa e integral sobre el autocuidado y la protección de nuestra piel

Tal vez te sea difícil percibir la correlación entre los parámetros que acabo de enumerar y la belleza de tu piel. Ten paciencia. Estamos solo al comienzo. Los once principios del orden bello de la cosmética emocional están totalmente en línea con la investigación de Elisabeth Blackburn, una bióloga molecular que en 2009 recibió el Premio Nobel por descubrir que la telomerasa —enzima responsable de nuestro envejecimiento— se regenera, entre otros factores, a través de amar(se), tener amigos, sentir placer, disfrutar, vivir(se), gozar o deleitarse, así como desarrollar una coherencia interna que te permita vivir desde la gratitud. Seguiremos profundizando. Ahora, toma un lápiz. Te propongo una sencilla autovaloración.

## TEST DEL ORDEN BELLO

Califica en una escala del 0 al 10, donde 0 es completamente desfavorable y 10 es totalmente favorable.

**1. Coherencia entre nuestro interior y nuestro exterior**
Es bastante simple: un conflicto personal surge generalmente cuando hay un desacuerdo entre lo que sentimos internamente y lo que ocurre en el exterior, especialmente cuando algo que no deseamos sucede a nuestro alrededor. A veces, el origen es externo; otras veces se debe a nuestras propias contradicciones, como cuando actuamos en contra de nuestros verdaderos deseos. ¿Te resulta familiar? En estas situaciones, las excusas son comunes y solemos atribuir la culpa a otros. Te animo a romper con este patrón y a explorar tu interior, porque la solución está dentro de ti.

☐

**2. Armonía entre lo que pensamos, hacemos, queremos y sentimos**
Es una práctica esencial que deberíamos aplicar antes de tomar cualquier decisión: ¿mis pensamientos, sentimientos y deseos están alineados? ¿O pienso blanco, siento verde y actúo gris? Recuerda que el mejor momento es ahora: aparta pensamientos como «no lo hice» o «lo haré más tarde».

☐

**3. Respetarnos cada vez que nos miramos al espejo**
Profundizaremos en este tema más adelante, porque es importante tomar conciencia de cómo nos afectan los pensamientos nocivos frente al espejo. Pero un buen punto de partida es re-

conocer que tus palabras crean una frecuencia (información) que tus células absorben. ¿Qué tipo de mensajes crees que merecen recibir?

☐

### 4. Autoconocimiento

Conocerse requiere de una profunda humildad. No nos define lo que otros dicen o piensan de nosotros, ni cómo te ve tu madre, ni siquiera lo que tú crees sobre ti o las historias que te cuentas. Conocerse implica descubrir quién eres más allá de tus experiencias vitales, es explorar tus luces y sombras e integrarlas. Es comprender qué te motiva y qué te impulsa, sin emitir juicios, dándote el permiso para reconocer tus mayores sueños. Si te atrevieras a vivir la vida que deseas ¿se parecería a tu vida de ahora?

☐

### 5. Capacidad para vivir las emociones, atravesarlas y dejarlas ir

Olvida los cursos de gestión emocional para dominar tus emociones y aprender a controlarlas. ¿Tienes tres minutos? Escoge una emoción que te resulte difícil y permítete sentirla completamente, respírala y dale espacio dentro de ti. Atrévete a entrar en el dolor, la rabia, el resentimiento y descubrirás los tesoros que esconde dar espacio a una forma de energía que habías reprimido, sin permitirle expresarse.

☐

### 6. Amor hacia lo que hacemos

Ama cada paso que des en esta vida. Sin amor no hay oxitocina, y sin oxitocina, el envejecimiento de nuestro cuerpo es mayor, y el aspecto de nuestra piel, más apagado. ¿Te has preguntado por qué estamos tan radiantes cuando nos enamoramos? ¿Por qué no vivir enamorados del regalo de vivir?

☐

### 7. Autenticidad en la manifestación vital de nuestros deseos

La autenticidad está estrechamente vinculada con el autoconocimiento. Cuanto más me conozco, más capas de cebolla voy quitando y más máscaras dejo caer. ¿Cuántos años tienes? ¿Y cuánto tiempo has pasado intentando agradar a otros, haciendo lo que se supone es correcto, preocupándote por las apariencias, poniendo por delante a los demás? Ha llegado el momento de manifestar tu energía vital a través de tus deseos más íntimos, algunos —¿quién sabe?— quizá inconfesables. Son tuyos y merecen ser reconocidos y valorados como tales.

☐

### 8. Una alimentación orgánica y saludable

Sin entrar en detalles acerca de las innumerables dietas que existen —desde la vegana a la keto, pasando por la paleo, la macrobiótica, la omnívora, la hipocalórica, la que se basa en el grupo sanguíneo, la disociada, la alcalina o sin gluten— si estás saludable, simplemente se trata de escuchar a tu cuerpo: ¿qué alimentos te sientan bien? Usa el sentido común, evita los tóxicos en todas sus formas, consume productos ecológicos siempre que puedas, y si es posible, ozoniza frutas y verduras antes de consumirlas. Hidrátate con agua de buena calidad.

Sería deseable que el 90 % de tu dieta proviniera de alimentos que se caen del árbol, crecen en la tierra o vienen del mar.

☐

**9. Tener una presencia en la vida de la que nos sintamos orgullosos**

La idea de tener una presencia en la vida puede parecer romántica e intangible, pero es profundamente real. Te propongo este ejercicio: observa a las personas a las que admiras y reflexiona sobre qué es lo que te inspira de ellas. Según la teoría, lo que nos atrae de otros refleja aquellas cualidades o potencialidades que poseemos, pero que quizá no hemos reconocido o manifestado aún. Tener presencia, entonces, significa encarnar y expresar plenamente esas cualidades en el aquí y el ahora.

☐

**10. Un entorno sano y favorable**

Reconocer si vivimos en un entorno saludable, que contribuye a nuestro bienestar diario, es sencillo. Empezando por el orden, hay muchos aspectos que puedes repasar cuando valoras un ambiente saludable. Haz un listado de lo que significa para ti un entorno sano y examina en qué áreas de tu vida cotidiana podrías estar expuesto a cierta toxicidad. Considera estos cinco ámbitos: casa, trabajo, amistades, relaciones amorosas y familia.

☐

**11. Una comprensión holística, completa e integral sobre el autocuidado y la protección de nuestra piel**

¿Utilizas algo más que productos cosméticos para cuidar tu piel? ¿Tienes en cuenta la energía a la hora de cuidarte?

☐

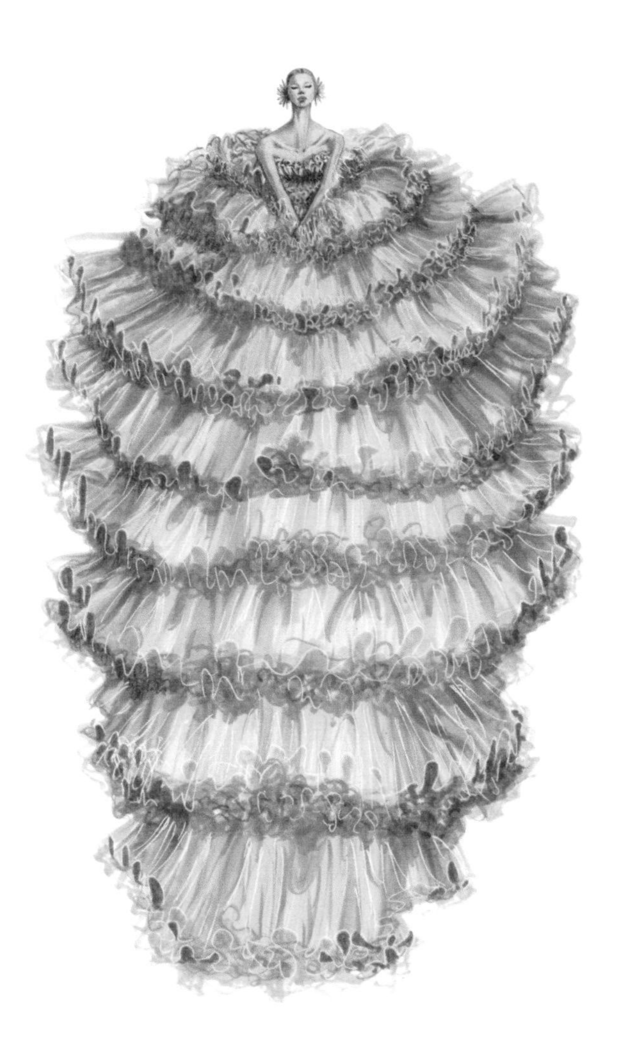

Considerando los once principios de este orden bello que hemos revisado, si has examinado cada uno de los ámbitos con honestidad, empezarás a visibilizar la parte oculta del iceberg que te permitirá redescubrirte desde una nueva consciencia.

¿Seguimos?

«La piel es la puerta a nuestras emociones más guardadas.»

Émile Zola

3

# LOS CUATRO PILARES DE LA PIEL

La epigenética, que es un campo de la biología que estudia cómo los factores ambientales y las experiencias de vida pueden influir en la actividad de nuestros genes sin alterar la secuencia básica de nuestro ADN, demuestra que solo un 20-25 % de las manifestaciones, características o afecciones de la piel están determinadas genéticamente, mientras que un 75-80 % son resultado de somatizaciones influenciadas por el exposoma.* Ana María Cuervo, destacada especialista en biología celular, codirectora del Einstein Institute for Aging Research, resalta que la desesperanza, la falta de sueño o la forma en la que invertimos nuestra energía, entre otros, son determinantes en el proceso de envejecimiento.[1]

De este modo, factores como la alimentación, el ejercicio, las emociones, las relaciones personales, el entorno, el hogar, la comunicación, la genética, cómo nos relacionamos con nosotros mismos y los hábitos en general constituyen, *grosso modo*, factores que determinan la salud de nuestra piel. Los he agrupado en cuatro grandes grupos y constituyen lo que denomino «los cuatro pilares de la piel». Pasaremos de puntillas por tres de estos pilares, para poner nuestra atención en el emocional, el menos conocido pero uno de los que tienen mayor impacto en relación con la salud, apariencia y vitalidad de la piel.

## 1.er PILAR: EXPOSOMA

Se trata de un término acuñado en el año 2005 por un epidemiólogo, Christopher Wild, para hacer referencia a todos aquellos factores no genéticos —externos y ambientales— a los que las personas estamos expuestas y que tienen un impacto en la salud y bienestar de nuestra piel:

- Exposición a la radiación
- Contaminación ambiental (entorno)
- Cambio climático
- Disruptores endocrinos
- Tabaquismo
- Alcoholismo
- Alimentación
- Falta de un descanso reparador
- Hábitos en general

## 2.º PILAR: EPIGENÉTICA Y PSICOGENEALOGÍA

La epigenética explora cómo factores externos a los que estudia la genética clásica, como el ambiente celular, desempeñan un papel muy importante. Bruce H. Lipton, renombrado biólogo celular, sostiene que «son los poderosos mensajes que vienen de nuestros pensamientos los que actúan como señales que controlan nuestro ADN, no los genes», y prosigue: «Lo que condiciona a todo organismo vivo es su "entorno" físico y energético, y no su carga genética, tampoco estamos determinados por nuestros genes, sino condicionados por el entorno; si cambias a la persona de su entorno, cambias la química de su cerebro».[2]

El «entorno» del que habla Lipton puede adoptar, desde la perspectiva de la psicogenealogía o memoria transgeneracional, la forma de traumas, conflictos no resueltos o secretos de nuestros antecesores que actúan como un lazo que nos ata inconscientemente a nuestros antepasados, condicionando nuestras relaciones, salud, sexualidad, descendencia, economía, profesiones... Evelyne Bissone, discípula de la célebre Anne Ancelin Schützenberger, pionera en memoria transgeneracional, afirma que «repetimos situaciones vividas por nuestros ancestros por fidelidad o por lealtad familiar inconsciente con una persona amada o importante en la familia. Otra razón posible es que algo no haya sido hablado. Si hubo un trauma, como un suicidio, un aborto espontáneo o provocado, un robo, una bancarrota o un reparto injusto de bienes hereditarios, y no se habló de ello, estos acontecimientos se van a repetir hasta que alguien los trabaje y salgan a la luz. Los padres repercuten sobre los hijos, como los abuelos repercutieron sobre los padres, los tatarabuelos sobre los abuelos y así podemos seguir...».[3]

El binomio epigenética-psicogenealogía es el pilar que nos invita a ampliar la mirada y adoptar una perspectiva más holística. Es un enfoque que subraya la importancia e interconexión de lo emocional, físico y energético, y nos invita a considerar nuestro entorno —tanto laboral como el lugar donde resides— o las dinámicas familiares cotidianas. Nos insta a revisar cómo nos hablamos, cómo nos relacionamos con nosotros mismos, cómo nos alimentamos física y emocionalmente, incluso a repasar deseos, sueños y añoranzas olvidados. Nos invita a revisar la distancia entre lo que deseas para tu vida y tu vida real. Esto te ayudará a tomar conciencia de lo que puedes modificar, cambiar o sanar, redescubriendo dónde reside tu potencial, belleza, salud y cuidado personal. No hay píldoras mágicas. La mejor medicina es comprometernos con nosotros mismos y nuestra vida.

## 3.er PILAR: SISTEMA DE CREENCIAS

Bruce H. Lipton también afirma que: «Aprendemos a vernos como nos ven, a valorarnos como nos valoran. Lo que escuchamos y vivimos nos forma. No vemos el mundo como es, vemos el mundo como somos. Somos víctimas de nuestras creencias, pero podemos cambiarlas».[4]

Veamos un ejemplo práctico, que además se relaciona con los dos pilares que hemos expuesto hasta aquí, y que aborda el tema del miedo. Se puede experimentar miedo de manera puntual, o bien se puede haber crecido en un ambiente donde el miedo era permanente y desarrollar así un perfil de personalidad temerosa, que percibe el mundo como una amenaza constante. Eso es una creencia. La sensación de amenaza constante genera una tensión que se traduce en lo que conocemos como estrés emocional. Este estrés, cargado de un exceso de hormonas, se convertirá en toxicidad para el entorno celular. Eventualmente, este ambiente tóxico afectará a la célula, que se verá obligada a hacer un cambio estructural para sobrevivir. Este cambio es el precursor del estrés oxidativo, causante principal del envejecimiento prematuro.

Te podrías preguntar: «¿Desarrollaré envejecimiento prematuro si tengo miedo?». No necesariamente. El miedo, cuando se vive como un estrés emocional prolongado, puede afectarnos de distintas maneras. Podría alterar el sistema inmunológico, acelerar el envejecimiento de la piel, inhibir la producción de hormonas sexuales, o incluso modificar el nivel de absorción de calcio en el intestino. Pero si tienes envejecimiento prematuro, una de las primeras cosas que sugeriría es que te preguntes si estás viendo la vida a través de la lente del miedo. Hablo de miedo y no simplemente de estrés porque, en esencia, el estrés es la interpretación —física, mental o emocional, o una combinación de estas—, de una percepción de amenaza. Por lo tanto, la energía que alimenta el estrés se llama miedo.

Recordemos una vez más que cada estado de ánimo, palabra, entorno, creencia, beso o caricia emite una frecuencia vibratoria que va a determinar el grado de beneficio que tiene sobre nosotros, ya sea generando belleza y salud o, por lo contrario, perjudicándonos hasta el punto de manifestarse como una dolencia en la piel.

## 4.° PILAR: LAS EMOCIONES

Este pilar encarna la esencia del libro y del desarrollo del método Cosmética Emocional®. Como buen órgano excretor, la piel «vomita» por nosotros y desenmascara nuestra verdadera realidad emocional, que disfrazamos bajo frases como: «¡Qué le voy a hacer!», «Ya se me pasará», «¿Rabia? Yo nunca siento rabia», «Tengo que acostumbrarme», «Es lo que toca», «Lo hago por mis hijos», «La vida es así», etc.

A menudo escondemos los pensamientos que nos confrontan, creyendo que por el mero hecho de encubrirlos los estamos erradicando. Lejos de ser así, estos quedan atrapados en algún lugar del psiquismo y reverberan como voces fantasmagóricas desde el fondo de un pozo: «Quizá no tendría que haber tenido hijos», «A veces siento que mi familia me sobra», «He perdido mi espacio como mujer (o como hombre)», «Me siento atrapada en mi vida», «Me iría lejos para empezar de nuevo», «Me equivoqué casándome con ella (o con él)», «Me siento obligado a tener sexo con mi mujer (o mi marido)», «Si no cedo, no tendré adónde ir». Estos son ejemplos que, junto a duelos no resueltos por pérdidas, abandonos, traiciones o herencias familiares, representan algunas de las expresiones silenciosas que con frecuencia pueden terminar encontrando una salida, en forma de síntoma, a través de la piel.

Durante mis años en el ejercicio de la profesión, lo que más me sigue asombrando son las mochilas con las que cargamos: dolor, sufrimiento, desmotivación, resignación, desesperanza, toxicidad. Observo una y otra vez cómo se agrava el peso de nuestra carga por la falta de herramientas para saber detectar, aceptar y traspasar aquello que vivimos desde el conformismo y el desasosiego. Abrirnos a vivir lo que nos duele nos hace libres. Lo que nos enferma —a nuestra piel también— es la lucha, el deseo contrariado, la negación o nuestra falta de coherencia.

Si algo de lo que has leído hasta aquí te ha resonado, déjame seguir acompañándote a vivir este cambio de paradigma del cuidado de tu piel, de tal manera que descubras nuevas formas de cuidarte y de hallar inspiración para vivir tu belleza con plenitud.

«La piel guarda el eco
de todas las palabras que nos
hemos dicho en la oscuridad.»

James Joyce

4

# CLAVES PARA CUIDAR TU PIEL A TRAVÉS DE LOS NEUROTRANSMISORES

El contacto piel con piel es clave en la producción de oxitocina, tejiendo conexiones que nutren tanto nuestra piel como nuestro bienestar emocional.

Algo hemos dicho en el capítulo 1 acerca de los neurotransmisores o «mensajeros de luz». Aquí solo agregaremos que estas biomoléculas o emisarios químicos se sintetizan de forma natural en las terminaciones nerviosas y son capaces de ser reproducidos por las células de la piel y del sistema inmune. Actúan como mediadores en la transmisión de información, a través de longitudes de onda, entre el sistema nervioso y la piel. De hecho, la condición de nuestra piel —su estado y belleza— depende en un 40% de la presencia de neurotransmisores o de compuestos de estructura química similar. Dependiendo de la información que transmitan, el aspecto de nuestra piel puede variar. Les vamos a dar entonces un protagonismo especial, pues si aprendemos a generarlos y aplicarlos en nuestra rutina diaria, podemos asegurar al menos la mitad del éxito en el cuidado de nuestra piel. Aunque existen numerosos tipos de neurotransmisores, nos centraremos en aquellos cuya producción puede mejorar más activamente nuestra belleza.

## ENDORFINAS

Las endorfinas son péptidos opioides que pueden aliviar el dolor y dar sensación de bienestar. Producidas por el hipotálamo y la glándula hipófisis, actúan como neurotransmisores. Las endorfinas estimulan la actividad de los queratinocitos —responsables del aspecto superficial de nuestra piel— y los fibroblastos —determinantes para la calidad de nuestra piel—, la pareja más VIP de células cutáneas. Su presencia es muy importante, ya que disminuye los niveles de cortisol y adrenalina.

**¿CÓMO PUEDES COLABORAR TÚ PARA GENERAR ENDORFINAS?**

- Abraza
- Añade un punto de picante a tu comida
- Practica sexo o estimula tu sexualidad
- Come chocolate
- Practica el deporte que más te guste
- Busca una actividad grupal en donde compartas con sus miembros valores, estilo de vida, inquietudes e intereses, desde un grupo de excursionistas, pasando por un club de lectura, hasta un grupo de teatro, lo que más te atraiga
- Toma esencias florales como Sequoia, Gentian o Hornbeam para estimular la frecuencia emocional que te conecta con la sensación de alegría. En la tercera parte de este libro encontrarás fórmulas para hacerlas en casa

## ÁCIDO GAMMA-AMINOBUTÍRICO (GABA)

El ácido gamma-aminobutírico, conocido comúnmente como GABA, es un neurotransmisor que regula la ansiedad y aumenta la relajación. Su déficit está asociado con el desarrollo prematuro de arrugas o su acentuación. Es uno de los principales enemigos del estrés, pues su presencia anula la aparición del cortisol. Por eso, cuando estés atravesando un pico de estrés, recuerda que fomentar la presencia de GABA es un excelente recurso para revertir química y energéticamente el proceso del envejecimiento.

### ¿CÓMO HAGO PARA PROPICIAR LA REPRODUCCIÓN DE GABA?

- Medita
- Practica respiraciones lentas 4-7-8: inhala en 4 tiempos, retén en 7 tiempos y exhala en 8 tiempos. Repite esta secuencia las veces que necesites
- Enfócate en el presente. La vida es hoy. Mañana ya veremos...
- Toma decisiones. No dejes cosas a medio hacer. Afronta tu responsabilidad y pasa a la acción
- Reduce la sensación de miedo. A lo largo del libro encontrarás algunos consejos que te ayudarán a identificar en tu propia vida cuál es la amenaza latente que te hace vivir con miedo
- Toma té, magnesio, infusión de pasiflora y almendras, entre otros alimentos ricos en ácido gamma-aminobutírico
- Aplícate cremas o sérums ricos en GABA

## DOPAMINA

La dopamina es un neurotransmisor que pertenece al grupo de las catecolaminas, involucrado en varias funciones importantes, como la regulación del movimiento, la atención, el aprendizaje, el estado de ánimo, la motivación y la recompensa. Es parte del sistema de respuesta al estrés físico o emocional y puede ayudar a manejar el estrés de manera más efectiva. Juega un papel crucial en nuestra motivación y en la mejora del ánimo, induciendo sensaciones de alegría, euforia, satisfacción y bienestar.

Hasta aquí, todo parece positivo. Sin embargo, como sucede con el respetable Dr. Jekyll, existe un Mr. Hyde en este asunto: la dopamina está estrechamente vinculada al placer, lo que nos motiva a buscar experiencias gratificantes, tanto si son beneficiosas como si son potencialmente perjudiciales. Este impulso puede llevarnos hacia comportamientos adictivos. El desafío es canalizar la producción de dopamina hacia actividades saludables y gratificantes.

El impacto de la dopamina se extiende hasta la piel, ya que se ha observado que los queratinocitos —recuerda que, junto con los fibroblastos, conforman la pareja VIP de nuestra piel— tienen receptores específicos para este neurotransmisor. Por lo tanto, fomentar la producción adecuada de dopamina es esencial si deseamos mantener la elasticidad y tersura de nuestra piel. ¿Qué puedes hacer tú?

- Cultiva la gratitud
- Practica el perdón
- Utiliza la imaginación para recrear momentos agradables (también a través de fotografías y vídeos) o para visualizar escenarios de vida que te motiven

- Colabora con los demás, por ejemplo, participando en una ONG
- Consiéntete con un masaje, una visita a un centro de estética o un tratamiento de belleza

En resumen, aprende a buscar formas saludables de recompensa y satisfacción

## OXITOCINA

La oxitocina y la piel son inseparables. La oxitocina es un neuromodulador del sistema nervioso que actúa como hormona, si llega por sangre, en dos órganos diana —la glándula mamaria y el útero— o como neurotransmisor si se desplaza vía neuronas. Su producción está directamente vinculada al efecto del contacto piel con piel.

Se sabe que dicho contacto físico regula el sistema nervioso autónomo (SNA), la variabilidad de la frecuencia cardíaca (VFC), el cortisol y la oxitocina. Esto beneficia la respuesta del órgano más extenso del cuerpo: la piel.

La piel es un órgano activo en la red de comunicación entre la mente, el sistema nervioso y el sistema inmunológico. Así como el estrés y otros factores psicológicos pueden influir directamente en la salud de la piel, la piel puede influir en nuestro estado psicológico y de salud general.

**¿QUÉ PUEDES HACER PARA ESTIMULAR LA PRODUCCIÓN DE OXITOCINA?**

- Ama, confía y conéctate contigo mismo y con otras personas
- Practica *Shinrin Yoku* (baños de bosque)
- Relaciónate con animales
- Desarrolla la compasión por ti mismo y hacia los demás
- Ejercita el contacto piel con piel

## SEROTONINA Y MELATONINA

A pesar de ser dos sustancias distintas —la primera, un neurotransmisor, y la segunda, una hormona—, he decidido tratarlas en conjunto porque la serotonina es precursora de la melatonina. Si bien cumplen múltiples funciones, aquí me centraré únicamente en la relación que las une con la piel.

La serotonina regula el estado de ánimo, contribuyendo al bienestar y la felicidad y, en desequilibrio, puede asociarse con la depresión, el miedo, la fatiga, el autodesprecio, el cansancio o las ideas de suicido. Sus niveles aminoran con la disminución de la luz diurna, así que tenla muy presente si tu sensación de hambre y ganas de picar aumenta a partir de las 17 h-18 h en invierno. Juega un papel clave en el control del apetito e interviene en la regulación del sueño, influenciando los ciclos de sueño y vigilia y la producción de melatonina, lo que afecta directamente a la calidad y el ritmo del sueño.

Hay dos tipos de melatonina. La que nos interesa en particular es aquella que sintetizan órganos o tejidos específicos, como la piel, según la necesidad, y no la que se produce en la glándula pineal, que está regulada por los ritmos circadianos. A la primera se la conoce como «melatonina extrapineal» y su función principal es la de actuar como un protector celular, interviniendo directamente en las mitocondrias para reducir el daño oxidativo. Su lista de beneficios es extensa. Por eso, junto al GABA, creo que ambas liderarán el mercado cosmético convencional una vez que se investigue más a fondo su verdadero potencial y se pongan de moda.

**¿CÓMO POTENCIARLAS?**

- Toma la luz del día, no solo el sol, en ambientes limpios
- Oxigena la piel
- Disfruta de paseos por la naturaleza y absorbe los terpenos —compuestos orgánicos volátiles reconocidos por sus propiedades aromáticas y terapéuticas— presentes en las cortezas de los árboles y en el ambiente del bosque
- Camina por la arena de la playa; la ionización negativa cerca del mar estimula la producción de serotonina y aumenta los niveles de superóxido dismutasa, una poderosa enzima antioxidante que defiende el cuerpo de los daños causados por los radicales libres
- Mantén una actitud positiva y optimista
- Consume habitualmente frutos secos, legumbres, pescado, arroz, leche, aceite de oliva, nueces o plátanos
- Utiliza cosméticos ricos en melatonina
- Incluye suplementos de melatonina (bajo supervisión de un especialista)

5

# EL PODER DE TOCARSE, TOCAR Y SER TOCADO

## El sentido biológico de tocar, tocarse y ser tocado responde a la profunda necesidad arcaica de pertenecer al clan, estar protegido y ser amado.

Adoptar una actitud abierta y flexible ante las distintas circunstancias y desafíos de la vida puede ser especialmente difícil para los seres humanos. Desprendernos de viejas estructuras nos resulta complicado, en parte, porque nos identificamos con ellas, en parte porque funcionamos a través de respuestas biológicas arcaicas, aunque estas no se adecuen a nuestro entorno actual. Estas estructuras antiguas se mantienen porque nos han permitido sobrevivir y de ellas derivan las funciones primitivas de nuestra piel. Nuestro psiquismo vive en el siglo XXI, pero nuestra biología todavía responde a impulsos arcaicos, manifestándose en reacciones cotidianas como sudar ante un peligro, segregar olores fuertes en un entorno amenazante, como las mofetas, o incluso defecar como un mecanismo de escape ante un depredador. Nuestro día a día está lleno de estas respuestas primitivas (ruborizarse, palidecer, sudar, emitir olores, etc.) que asumimos sin darnos cuenta de que todas tienen un propósito biológico. La piel también funciona con la misma lógica, por ello, todo lo que le sucede tiene una razón de ser.

Este concepto —que todo cuanto ocurre en nuestro organismo tiene un propósito o función biológica— es clave en el enfoque de la cosmética emocional, y he querido darle un espacio destacado. Es el fundamento tanto de los postulados del médico alemán Ryke Geerd Hamer, creador de la Nueva Medicina Germánica, que sostenía que las enfermedades eran causadas por conflictos emocionales traumáticos no resueltos, como de la descodificación biológica, que se inspira en el trabajo de Hamer, que asigna a cada síntoma un sentido biológico. Vamos a profundizar en estos aspectos, especialmente en la segunda parte del libro, donde desgranaremos algunos de los códigos biológicos de supervivencia de la piel.

Pero antes de entrar en ese terreno, cuando hablamos de la piel primero tenemos que familiarizarnos con la idea de que el poder de tocar, tocarse y ser tocado es decisivo desde el nacimiento, tal como confirman numerosos estudios,[1] pues resulta imprescindible para la maduración del sistema nervioso del recién nacido, así como para un desarrollo psicoemocional y afectivo óptimo. Este efecto seguirá vigente durante todas las etapas de la vida. De esta forma, el contacto, entendido en un sentido amplio, tiene un papel protagónico en la belleza y salud de la piel, nuestro órgano más sensible.

Tocar, tocarse y ser tocado establece los límites entre uno mismo y los demás, y nos sumerge en una variedad de sensaciones que pueden incluir miedo, angustia, asco, placer, rechazo, falta de protección, separación, agresión, deshonra, vejación, sosiego, ataque a la integridad, pudor, abandono o desvalorización. Estas reacciones están arraigadas en nuestras primeras experiencias de conexión o aislamiento, contacto deseado o indeseado, y protección o vulnerabilidad.

Además, si consideramos nuestras necesidades más básicas —¿cuál es el significado biológico más antiguo de tocar, tocarse o ser tocado?—, descubrimos que se trata de existir, pertenecer al clan y sentir amor o ser amado. Así se forma lo que podríamos llamar una «ensalada emocional» que afecta todo lo que sucede alrededor de nuestra piel.

Antes de terminar, quisiera que profundicemos en la noción de contacto. Como mencioné anteriormente, el contacto debe entenderse en un sentido amplio: va más allá del tacto físico, como cuando damos o recibimos caricias, abrazos, besos o un apretón de manos. El contacto incluye también la interacción con otros sentidos —vista, olfato, gusto y oído— tanto en experiencias reales como imaginarias. Por ejemplo:

- Experiencias visuales: cuando observamos o visualizamos a una persona, objeto o paisaje.
- Experiencias olfativas: al percibir un aroma que evoca recuerdos de momentos vividos o personas queridas.
- Experiencias gustativas: cuando saboreamos alimentos que nos transportan a momentos especiales o cuando nos nutrimos de experiencias que nos alimentan afectivamente, como encontrarnos con amistades, etc.
- Experiencias auditivas: cuando escuchamos una melodía que nos evoca un sentimiento, o el sonido de la naturaleza que nos conecta con una emoción particular.

Es importante comprender que, cuando nuestra piel manifiesta una dolencia relacionada con el contacto o la falta de él (por ejemplo, piel seca), este contacto no se refiere solamente a algo visual o tangible. La dolencia también puede estar asociada al contacto o falta de contacto con lugares que nos son queridos, seres que extrañamos, o incluso con elementos naturales como el mar o el sol, y sensaciones intangibles como la tranquilidad, el silencio o la pasión.

6

# SOMOS ENERGÍA

COSMÉTICA EMOCIONAL

Cada pensamiento y emoción es información —energía— que nuestra piel recibe y traduce, reflejando nuestros estados de serenidad o estrés en su textura y luminosidad.

Llegamos ahora a una pieza central de la metodología de Cosmética Emocional®: la energía. Considerada el elemento estructural básico del universo, la energía se propaga en forma de ondas electromagnéticas de frecuencia y amplitud variable y su estado vibratorio es constante. Toda energía es información y se comporta según una ley física que seguramente ya conoces: la energía ni se crea ni se destruye, se transforma.

Esto significa que la energía adopta múltiples estados a la hora de manifestarse. En la actualidad, la física cuántica ha adoptado un papel protagónico en la exploración de fenómenos que la física clásica no podría explicar, por ejemplo, que partícula y energía son lo mismo. Retrocediendo al inicio del siglo XX, encontramos a Albert Einstein y su teoría de la relatividad específica, formulada en la ecuación más célebre de la historia —$E=mc^2$—, que transformó nuestra visión del mundo al demostrar que materia y energía son dos estados de la misma cosa, y que, en esencia, todo cuanto existe es energía.

La energía es un elemento central tanto en disciplinas milenarias como en terapias e investigaciones más recientes en el campo de la salud y de la consciencia. Así, la medicina tradicional china (MTC), con más de 2000 años de historia, sostiene la teoría de que la enfermedad es consecuencia de un flujo inadecuado de energía vital (qi). Por su parte, el doctor Edward Bach, que desarrolló el sistema de esencias florales que lleva su nombre, postuló hacia 1930 que «las enfermedades corporales no se deben a causas físicas, sino a estados de ánimo perturbadores que interfieren con la felicidad de la persona. Persistir en dichos estados provoca la disfunción de órganos y tejidos corporales causando enfermedades».[1] Estos «estados de ánimo perturbadores» (pensamientos, emociones y sensaciones) son patrones energéticos.

Destaca a este respecto el imponente trabajo que David R. Hawkins —médico psiquiatra e investigador pionero en el campo de la consciencia— desarrolló a lo largo de toda su carrera y que nos legó en el reconocido Mapa de la Conciencia, un exhaustivo estudio de los niveles de consciencia humana asociados a emociones. Allí se muestra cómo con el aumento progresivo del nivel de consciencia se incrementa también la frecuencia o vibración de la energía del ser humano. Vibrar en la bondad, el amor, el perdón, la entrega o la reverencia ante la vida se convierte en una acción silenciosa que puede cambiar el mundo. En palabras del propio Hawkins, «cambiamos el mundo no por lo que decimos o hacemos, sino como consecuencia de aquello en lo que nos hemos convertido».[2]

¿Cómo enlazamos este mundo energético, tan poco explorado en nuestra vida cotidiana, con nuestras emociones o pensamientos? Más aún, ¿qué impacto puede tener la energía en mi cuidado personal, salud o belleza?

Estamos tan apegados a la materia que nos resulta difícil dar crédito a que todo, desde nuestro cuerpo hasta una piedra, es energía. Esto significa que todo se compone de información que se propaga en forma de ondas electromagnéticas, vibrando constantemente a una frecuencia específica. Consideremos este ejemplo para verlo más claramente: nuestro cuerpo está formado por órganos, que a su vez están compuestos por tejidos conformados por células, y las células se componen de moléculas. Si seguimos descendiendo niveles, nos encontramos con que una molécula no es más que un conjunto de átomos. Los átomos tienen determinadas cargas —neutra, positiva y negativa—. Sin adentrarnos en detalles del modelo atómico de Rutherford o Bohr, es importante destacar que la ciencia constata que detrás de estas partículas subatómicas o elementales encontramos fotones. ¿Y qué son los fotones? Son luz, y por tanto, energía.

Recapitulando, la forma que adopta la energía para moverse o propagarse es la de ondas electromagnéticas. Imaginemos ahora cómo se crea la imagen que vemos en un televisor. Llega una información a través de ondas y un receptor, el televisor, las traduce en imágenes. Nuestro cerebro hace lo mismo, recibe información en forma de ondas y la traduce en pensamientos, emociones, sentimientos...

Con este entendimiento, puedes ver cómo la relación entre la piel y el cerebro funciona de manera similar. Cualquier estímulo, ya sea una palabra, un gesto, una caricia, la observación de un paisaje o la aplicación de un cosmético, actúa como un agente emisor. La piel, junto con el cerebro —su inseparable compañero—, actúa como el receptor que interpreta estos estímulos según sus propios códigos y criterios.

## ¿CÓMO DETECTA LA PIEL UN ESTÍMULO EXTERNO?

La piel percibe los estímulos externos a través de los mecanorreceptores. Son un tipo de receptor sensorial cuya función es detectar estímulos en la piel como el tacto, la presión y la vibración, y enviarle la señal al cerebro. Controlan caricias, apretones y movimientos vibrantes en la piel. Aunque los hay de variados tipos, destacaremos dos, los Pacini y los Meissner (imagínate a Nicole Kidman y Halle Berry, un tándem explosivo, compartiendo protagonismo como superagentes):

- Los Pacini detectan estímulos de alta frecuencia como la presión profunda y la vibración rápida, y aunque son capaces de activarse en rangos de entre 30 y 100 Hz, son especialmente sensibles a las frecuencias cercanas a los 250 Hz (sonidos aproximados a una cuarta octava o tonos medios) o estímulos de presión profunda, como un masaje deportivo o un Kobido facial.
- Los Meissner detectan el tacto suave y son especialmente sensibles para percibir las vibraciones de menos de 50 Hz, por ejemplo, las caricias, un roce o una suave brisa. Están situados en la parte superficial de la dermis (capa media de la piel), y abundan en zonas como la yema de los dedos, los labios o la lengua. Además de enviar una señal al cerebro, también se la transmiten al sistema límbico, la zona cerebral encargada de regular las emociones. Ahora entenderás que un beso en la boca, dar o recibir caricias son experiencias sensoriales poderosas que además pueden tener un impacto emocional más profundo que incluso el propio acto sexual.

## ¿CÓMO SE MIDE LA ENERGÍA?

El criterio empleado para las mediciones energéticas varía en función del objetivo. Si lo que queremos es medir la eficacia de un tratamiento estético, nos fijaremos en un rango de longitud de onda medido por nanómetros (nm). También es frecuente utilizar la medida de hercios (Hz) o kilohercios (kHz), conforme al Sistema Internacional de Unidades, para indicar el número de ciclos que completa una onda por segundo. Como observamos en el apartado anterior, esta unidad también se aplica en la respuesta táctil, donde la intensidad de los estímulos que recibe nuestra piel se puede evaluar en hercios (Hz).

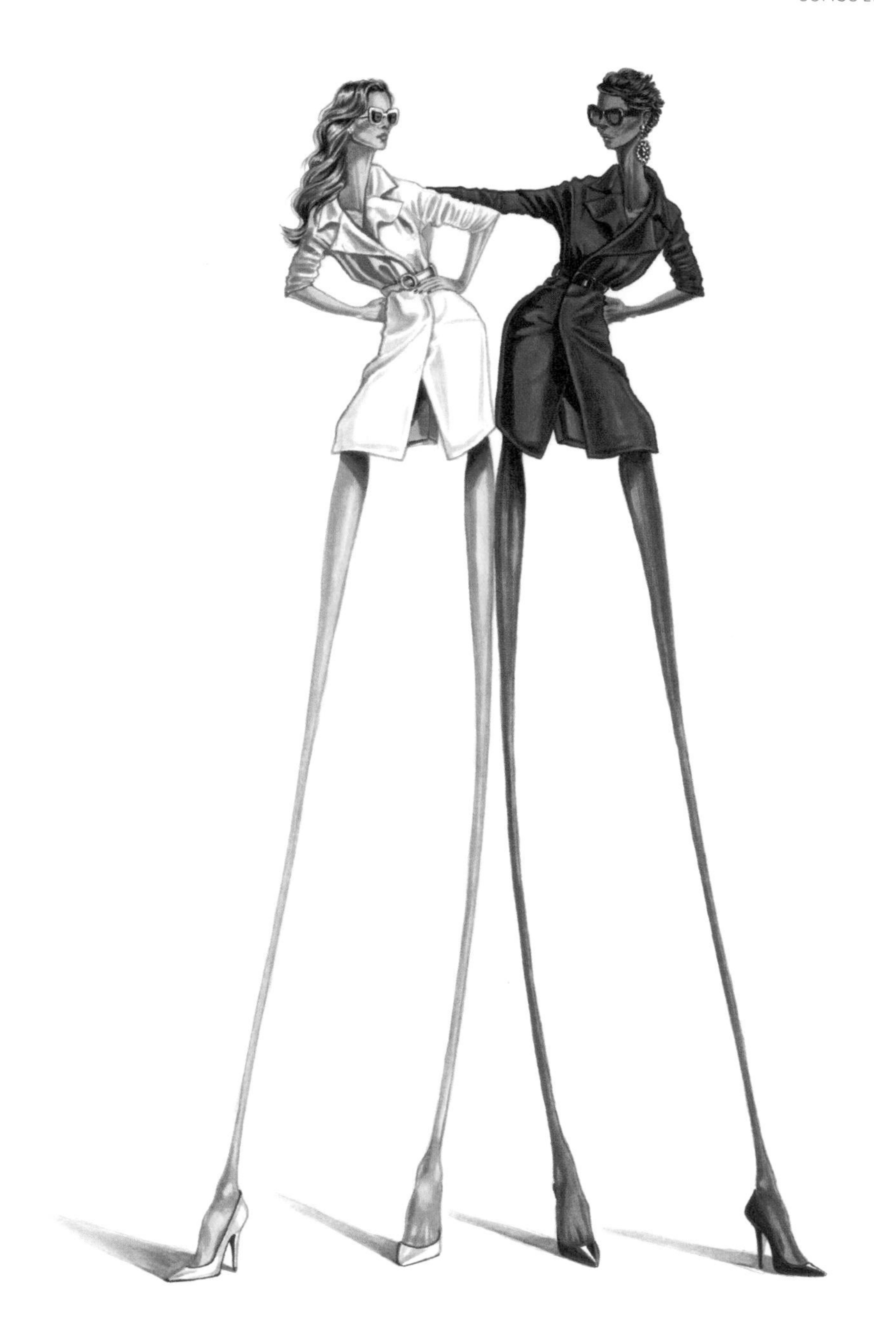

Si nuestro objetivo es evaluar la calidad de la energía, es decir, su nivel de vitalidad, utilizaremos un Biómetro de Bovis. Esta herramienta cuenta con una escala milimetrada que va de 0 a 10.000, permitiéndonos medir la calidad vibracional. Según esta medición, la vitalidad de un objeto, alimento o persona se correlaciona directamente con su estado de salud.

## ¿QUÉ TRATAMIENTOS DE BELLEZA FUNCIONAN CON ENERGÍA?

Es posible que aun recurriendo a tratamientos estéticos no hayas prestado atención a que la aparatología médico-estética funciona habitualmente por ondas electromagnéticas. La radiofrecuencia, las máscaras luminiscentes, la tecnología ultrasónica, el láser o la biorresonancia médica son, todas ellas, una expresión de energía que se propaga en forma de ondas electromagnéticas de frecuencia y amplitud variable emitiendo una información. En función de su alcance obtendremos unos resultados u otros.

Por poner un ejemplo, una longitud de onda de 448 kHz utilizada en tratamientos de radiofrecuencia corporal en cabina, según estudios in vitro que se pueden consultar en PubMed®,[3] puede estimular la proliferación de células madre o reducir los depósitos de grasa. Una frecuencia de entre 8 y 12 Hz, que imita las ondas cerebrales alfa, a través de aparatos de biorresonancia, favorece estados de relajación que ayudan a combatir los radicales libres, similar a lo que ocurre durante la práctica de la meditación. La luz infrarroja de las máscaras luminiscentes o algunos dispositivos láser que suelen operar en un rango de longitud de onda de aproximadamente 630-780 nm, facilitan la estimulación de colágeno y la regeneración del tejido entre otros beneficios.

Estos ejemplos nos permiten ver el alcance de los tratamientos energéticos en la piel y cómo esta responde según la frecuencia utilizada.[4]

## ¿QUÉ IMPACTO TIENE LA ENERGÍA SOBRE NUESTRA PIEL?

Más allá de la incidencia de la aparatología médico-estética, nuestra actividad anímica tiene una repercusión bioquímica, es decir, un impacto, sobre la piel. Los neurotransmisores, de los que ya hemos hablado, son liberados en función del estímulo o información que recibamos. El sustrato bioquímico del placer es la dopamina; el del amor, la oxitocina; el de la calma, la serotonina, etc. Todas ellas llegarán a las terminaciones nerviosas, estimulando la actividad de células cutáneas, principalmente fibroblastos y queratinocitos, dando como resultado brillo y calidad en la piel.

Cuando el estímulo es desfavorable, como explica el doctor Mario Alonso Puig, un reconocido médico y escritor español especializado en salud, liderazgo y gestión del estrés: «La persona llena de ansiedad, desesperanza o frustración libera cortisol y fomenta el aumento de radicales libres. Ambos tipos de sustancias tienen la capacidad potencial de atacar las fibras de colágeno de la piel, favoreciendo una pérdida de elasticidad de esta. La persona que vive en estado de ilusión, serenidad, confianza y gratitud, favorece que ese mismo estado se exprese por cada poro de su piel».[5]

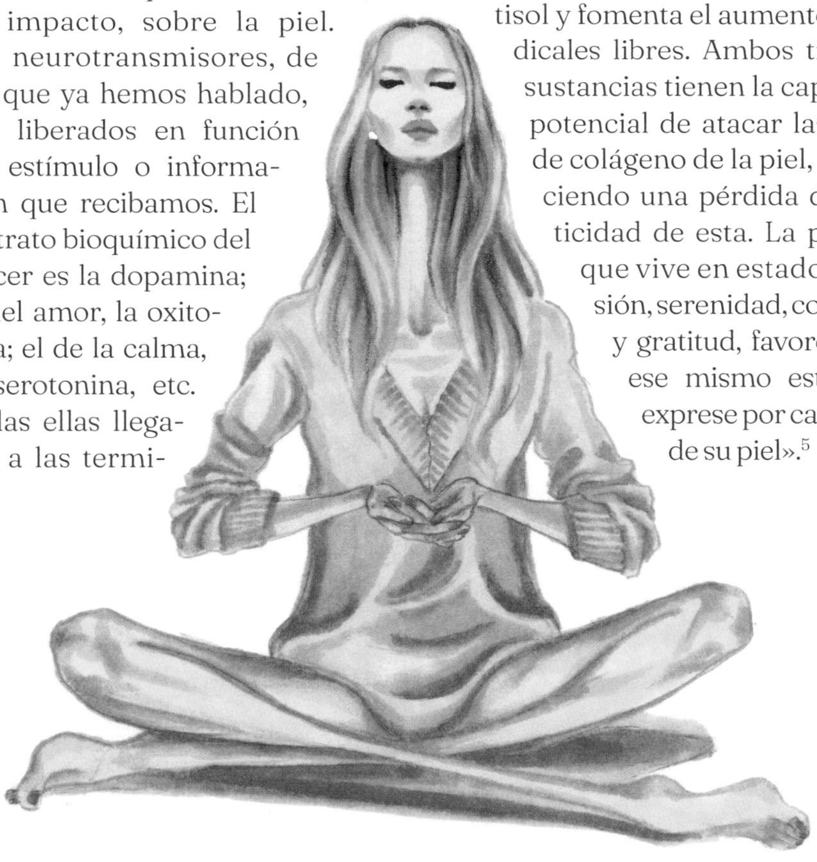

7

# LA NUEVA COSMÉTICA: ENERGÍA, VIBRACIÓN Y FRECUENCIA

Después de haber explorado el territorio de la energía, podemos afirmar con absoluta certeza que la repercusión de la energía en la piel es evidente. Se mire por donde se mire, la piel, al igual que el corazón o la actividad cerebral, emite y responde a ondas electromagnéticas, es decir, a frecuencias que portan determinada información.

Para mí era claro que esta podía ser la clave de una nueva cosmética, más eficiente, pero quedaban cabos por atar. Un cosmético no me permitía transmitir rangos de longitud de onda en nanómetros ni frecuencias de KHz como en la aparatología médica. ¿Cómo formular, entonces, una línea cosmética en la que la energía fuera determinante y, además, me permitiera medirla?

Me encontré con un obstáculo aún mayor: nuestra tendencia a valorar los cosméticos basados en sus componentes materiales. A pesar de que desde Einstein hasta las tecnologías más avanzadas en la actualidad, incluyendo desarrollos como los de Edward Bach o Hawkins, todo apunta claramente hacia la importancia de la energía, al evaluar la eficacia de un producto cosmético, todavía nos centramos en los porcentajes de ácido hialurónico o colágeno, que son estructuras moleculares demasiado grandes como para otorgarles un mecanismo energético.

Finalmente, fue otra ley física la que me ofreció una solución: el principio de resonancia, el mismo que utiliza la musicoterapia y otras terapias energéticas.

## PRINCIPIO DE RESONANCIA

El principio de resonancia opera constantemente en la naturaleza cuando una frecuencia externa —ya sea un objeto o ser vivo—, actuando como emisor, coincide o es similar a la frecuencia natural del receptor, obteniendo como resultado su amplificación o armonización.

Veámoslo a través de un ejemplo:

De la misma manera que al lanzar una piedra en un estanque tranquilo se generan ondas vibratorias que se expanden, cuando escuchamos el sonido de un gong se produce ese mismo efecto en nuestro interior. El agua que conforma nuestro organismo —alrededor de un 70%— transmite las ondas vibratorias generadas por el gong por todo nuestro cuerpo, ejerciendo un masaje vibratorio. Esto ayuda a entender los efectos de la musicoterapia y de otras terapias energéticas: se trata de determinadas frecuencias que al entrar en contacto con el agua de nuestro cuerpo expanden estas ondas vibratorias, generando cambios incluso en el ámbito de actividad cerebral. Recordemos que el agua es un conductor de electricidad —a través de los iones disueltos en ella—, por tanto, de energía. Mediante ella podemos transmitir la información que queramos.

La música fue un modelo en el que inspirarme. Su frecuencia vibratoria genera un movimiento ondulatorio o vibracional que tiene la capacidad de modificar nuestras ondas cerebrales y nuestro estado emocional. Este efecto puede llegar a nivel celular, alterando la respuesta de nuestras células, también las de la piel. Como explica la doctora Jessica Grahn, neurocientífica que estudia música en la Universidad del Oeste de Ontario (Canadá), «la música activa las áreas del cerebro relacionadas con el sonido y el movimiento, pero también las zonas asociadas a las emociones y recompensas. Las canciones que más nos gustan son aquellas que generan mayor comunicación entre las áreas del cerebro relacionadas con el sonido y las emociones».[1]

Este ejemplo, junto con otros, terminaron por confirmarme que, tal y como sospechaba, ¡había encontrado la llave! Tenía delante la solución para desarrollar una nueva cosmé-

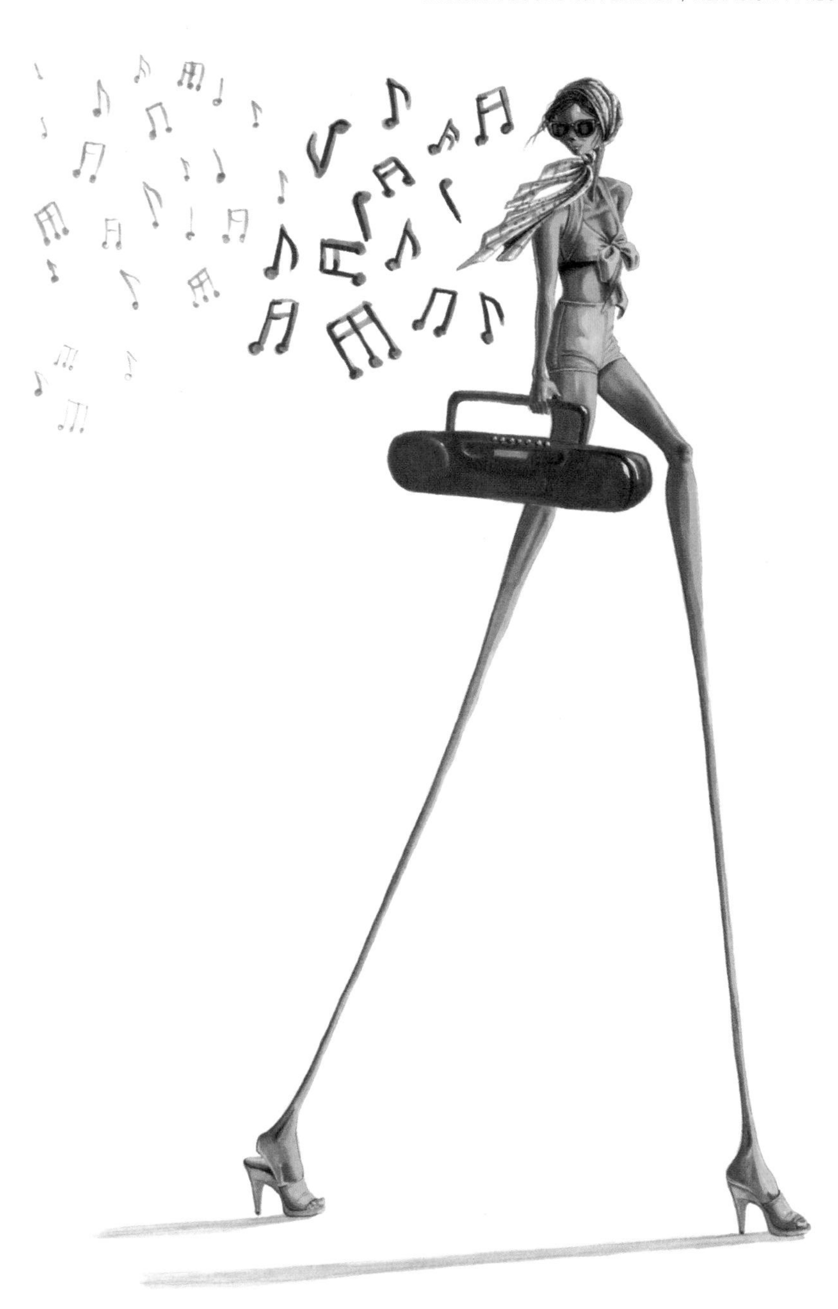

tica fundamentada en un principio físico y basada en la energía, la más universal de nuestras fuentes. Nacía así el método Cosmética Emocional®, un enfoque disruptivo, diseñado para interactuar con la piel no solo superficialmente, sino como el movimiento expansivo de las ondas en un estanque, capaz de armonizar, por resonancia, cualquier información en desarmonía.

Este método también potenciaba el campo de acción de la aparatología médico-estética. Operando bajo el mismo principio de resonancia, dos sistemas similares entraban en contacto, amplificando mutuamente su efectividad.

Por último, esta nueva cosmética podía medirse empleando un Biómetro de Bovis, que permite verificar su calidad energética y su grado de vitalidad.

Así, Cosmética Emocional® emergía como una forma mucho más eficaz y holística de entender el cuidado de la piel que trasciende lo físico para tocar lo emocional y energético, integrando completamente el cuerpo en cada gota de su esencia.

La propuesta de la cosmética emocional no trata de incidir solamente en el sistema nervioso cutáneo para generar un efecto sobre los neurotransmisores. Estoy hablando de algo mucho más profundo: es una forma de terapia energética que puede modificar la actividad cerebral o la respuesta de las células cutáneas en función del objetivo a conseguir.

La eficacia de las terapias vibracionales es tal que puede incrementar nuestra energía interna, facilitando la creatividad, potenciando la concentración o incluso aliviando el agotamiento, el estrés o la ansiedad. Este armonioso proceso de reequilibrio permite que desde un profundo movimiento interno la información se reestructure, repercutiendo en todos los cuerpos que nos conforman: el físico, el emocional, el mental y el espiritual.[2]

Quedaba todavía mucho por hacer. Uno de los mayores retos sigue siendo explicar la diferencia entre el mecanismo de acción del ácido hialurónico, un compuesto molecular que actúa a nivel superficial o medio reteniendo agua para mejorar el aspecto y la hidratación, y un principio activo energético, que entra en contacto con la piel por resonancia y se puede expandir transmitiendo una nueva información capaz de modificar la respuesta entre célula y célula. Puedo adelantaros, después de mi experiencia, que el santo grial se esconde en la combinación perfecta entre materia y energía, desde una visión holística que engloba la dimensión física y emocional del ser humano.

8

# PRINCIPIOS ACTIVOS QUE SUMAN EN EL CUIDADO DE LA PIEL

A la hora de cuidar la piel, hemos visto cómo la energía, el entorno, la manera en que te hablas, la calidad de tus pensamientos y tu coherencia son factores esenciales. Entre piel y cerebro no hay secretos. Tu piel sabe, incluso, lo que te dices en silencio cuando te miras al espejo.

En un mundo ideal, sería perfectamente posible tratar la piel solo desde la consciencia global y energética, y te invito a que sigas caminando en esa dirección. Sin embargo, como apuntábamos en el cierre del capítulo anterior, todavía nos queda mucho por evolucionar. Es por eso que, desde mi punto de vista, la mejor solución pasa por combinar tratamientos y productos centrados en los aspectos energéticos y emocionales con productos cuyos activos ya son materia y que podemos utilizar para construir una piel preciosa. Piensa en ellos como esa masilla que añades a la pared cuando tienes que arreglar un escape interno de agua. La masilla no resuelve las causas del escape interno, pero eso no quiere decir que no sea efectiva. Podemos sacar partido de ambas cosas.

Por eso, y antes de cerrar esta primera parte, quiero compartir contigo un listado de principios activos que la piel reconoce como propios, pues ella misma produce la mayoría de forma natural. Participan en su cuidado con funciones específicas como hidratar, regenerar, prevenir daños, y deberían ser un *must have* en tu tocador. Mi intención es orientarte en un mercado repleto de marketing y sensacionalismo en donde es muy fácil perder el norte.

El método Cosmética Emocional® te brinda una solución integral, pero si, por costumbre o preferencia, sigues utilizando solo principios activos convencionales, he clasificado los activos en cuatro categorías que, desde mi experiencia profesional, combinan muy bien entre ellos y simplifican tus compras, ayudándote a practicar el *skinimalismo*.

## 1. OLIGOELEMENTOS

Considerada la medicina del terreno y no del síntoma, la oligoterapia recurre a componentes químicos indispensables para el organismo con el objetivo de resolver las causas profundas, tisulares y metabólicas de las enfermedades. Favorece la eliminación de las alteraciones desde su origen, desempeñando un papel indispensable en el funcionamiento metabólico y reforzando las defensas naturales del organismo. Entre estas sustancias minerales se destacan, en relación con la piel, el zinc (Zn), el cobre (Cu), el cobalto (Co), el manganeso (Mn), el selenio (Se), el oro (Au), la plata (Ag) y el azufre (S).

## 2. OZONO($O_3$)

Aunque aún es prematuro para su adopción generalizada, ten en cuenta los aceites o cremas ozonizados. Al igual que los productos basados en neurotransmisores, estos deberían desempeñar un papel relevante en el futuro cercano. El ozono es un principio activo con grandes propiedades de cicatrización, regeneración y efecto oxigenante. Su utilización en cosmética pasa por elegir un aceite ozonizado de calidad que nos garantice una hiperoxidación adecuada.

## 3. VITAMINAS, ANTIOXIDANTES: ÁCIDOS AHA (ÁCIDO LÁCTICO, GLICÓLICO, MANDÉLICO), BHA (ÁCIDO SALICÍLICO), PHA (ÁCIDO LACTOBIÓNICO), ÁCIDO ALFA LIPOICO, VITAMINA C, ENZIMAS (SUPERÓXIDO DISMUTASA), MELATONINA, GABA, ETC.

Su función es revertir la oxidación celular. Debido a su estructura, la mayoría de estos compuestos químicos liberan fácilmente iones de hidrógeno (H+), y cuando los aplicamos sobre la piel, actúan neutralizando los radicales libres presentes en las células de la capa superficial (epidermis) e incluso en la media (dermis). También aumentan la luminosidad, reducen las manchas, hidratan y exfolian, eliminando células antiguas, lo cual propicia la producción de colágeno y la renovación celular.

## 4. HIDRATANTES: CERAMIDAS, ÁCIDO HIALURÓNICO, MANTECA DE KARITÉ, BRUMAS, ETC.

Entre sus múltiples acciones, estos activos destacan por su poder de actuar en la prevención de la pérdida de agua de la piel, indispensable para su aspecto jugoso.

## 5. REPARADORES: NIACINAMIDA, RETINOL, CÉLULAS MADRE, ETC.

Los ingredientes reparadores en los productos de cuidado de la piel ayudan a regenerar y mantener la piel sana. Algunos de estos ingredientes activan sustancias naturales en la piel, como los lípidos y las ceramidas, que son tipos de grasas beneficiosas, mejorando así el brillo natural de la piel.

## 6. PÉPTIDOS

Pueden clasificarse dentro de la categoría de activos reparadores, y de hecho lo son, pero también ayudan en la cicatrización y combaten los daños causados por la oxidación. Estructuralmente, estos activos son pequeñas cadenas de aminoácidos que se enlazan para formar proteínas esenciales como el colágeno y la elastina, que son clave para mantener la piel elástica, densa y firme. Merecen una atención especial, por lo que si encuentras la palabra *péptido* en un producto, ¡definitivamente vale la pena probarlo! Si además ves que están «liposomados», mucho mejor, ya que los liposomas o cadenas lipofílicas ayudan a que estos ingredientes penetren más eficazmente en la piel.

No he incluido en el listado las plantas medicinales, los hidrolatos, la homeopatía, flores de Bach, sales de Schüssler, cromatoterapia o gemas, activos indispensables para la cosmética emocional que actúan principalmente a través de la energía (ver capítulos 6 y 7).

Te invito a que juegues a combinar las herramientas que te hemos ofrecido hasta aquí —a modo de redescubrirte en tu cuidado personal— restableciendo, desde un lugar profundo, la conexión con tu piel —emocional, estructural y energética— que da lugar a ese maravilloso orden bello.

«La piel recuerda lo que la mente
intenta olvidar.»

Marcel Proust

9

# MEDICIONES CON BIOWELL®

El objetivo de las mediciones que comparto a continuación no es otro que observar cómo funciona la cosmética emocional en la práctica. Los resultados obtenidos apuntan a que los cambios energéticos en el individuo a medio y largo plazo son muy significativos, beneficiando la belleza de la piel.

Retomemos, por un instante, la música como inspiración para ilustrar que la cosmética emocional «afina» la melodía de la piel de manera similar a como se afina un instrumento. Una herramienta simple como un diapasón, minuciosamente diseñado para reproducir un tono específico —como su frecuencia natural—, se hace sonar para que entre en resonancia con la frecuencia natural de un instrumento cercano, permitiendo así que los músicos los afinen o sintonicen correctamente. Del mismo modo, al vaporizar una bruma facial energética* cuidadosamente formulada sobre una persona, como en los casos que veremos a continuación, se establece una interacción, por resonancia, entre el cosmético (que emite una información) y la piel (receptor).

Antes de presentar los resultados, es importante destacar que no se pretende que estos sean concluyentes ni se utilicen para extrapolar datos como si provinieran de un estudio. Las mediciones que siguen forman parte de mis investigaciones, testeos y pruebas personales que he decidido compartir.

## RESULTADO DE LAS MEDICIONES CON BIOWELL®

BioWell® es una herramienta de análisis bioenergético. Utiliza la tecnología de visualización GDV —Gas Discharge Visualization, o Visualización por descarga de gas—, un avance en comparación con la fotografía Kirlian, para medir los niveles de energía del cuerpo humano. Desarrollado a través de la rama científica denominada «electrofotónica» por el catedrático y científico Konstantin Korotkov, esta cámara puede capturar imágenes precisas del campo de energía humano en tiempo real.

### *Ejemplo 1*

El primer caso es el de una mujer de cuarenta y ocho años que, unas horas antes de la medición, ha mantenido una fuerte discusión y llega en un estado emocional alterado.

Se realiza el ensayo con BioWell® antes y después de aplicarse la bruma facial Revitalizing de una medida biométrica de 7.800 Bovis.

Las aplicaciones del producto, así como las mediciones, se hacen seguidas —mínimo intervalo de tiempo entre ellas (2 minutos)— para evitar cualquier estímulo externo que pudiera alterar la medición más allá de la aplicación del cosmético.

a) Medición antes de la aplicación. Hemos señalado los puntos más significativos de desalineación energética fácilmente observables, así como las fisuras del campo energético y el bajo nivel de energía: 30 julios ($x10^{-2}$).[1]

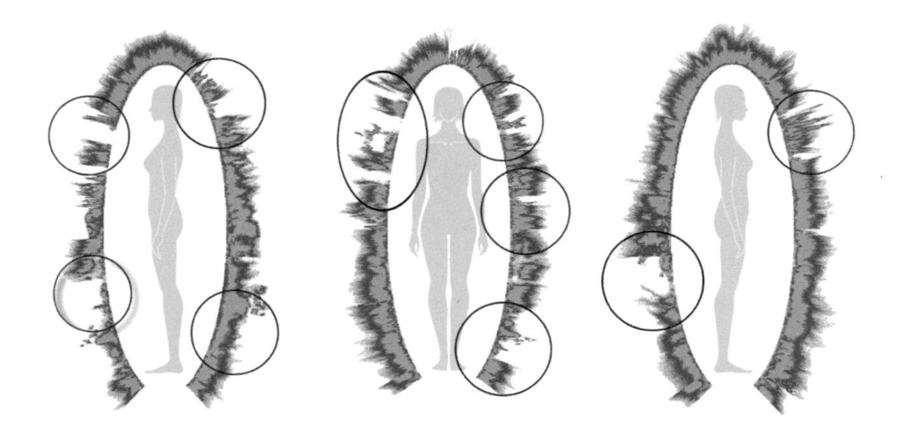

b) Primera medición después de la aplicación. El cambio es precioso y muy significativo. Observamos el cierre de las fisuras del campo energético, así como la definición de los contornos, la unificación del área. Observamos un incremento de energía, marcado por el dispositivo, que pasa de 30 julios ($x10^{-2}$) a 45 julios ($x10^{-2}$).

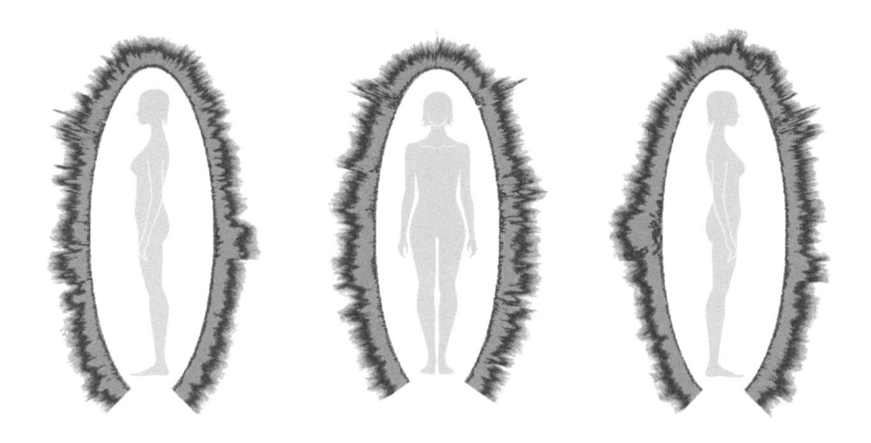

c) Segunda aplicación de producto. Repetimos con la misma bruma y medimos de nuevo, para determinar si hay un aumento progresivo de la energía. El cambio es menor, aunque encontramos que la energía vuelve a aumentar en la segunda aplicación, pasando de 45 a 49 julios ($x10^{-2}$). Se observa a través del crecimiento del contorno en comparación con la foto que corresponde a la primera aplicación.

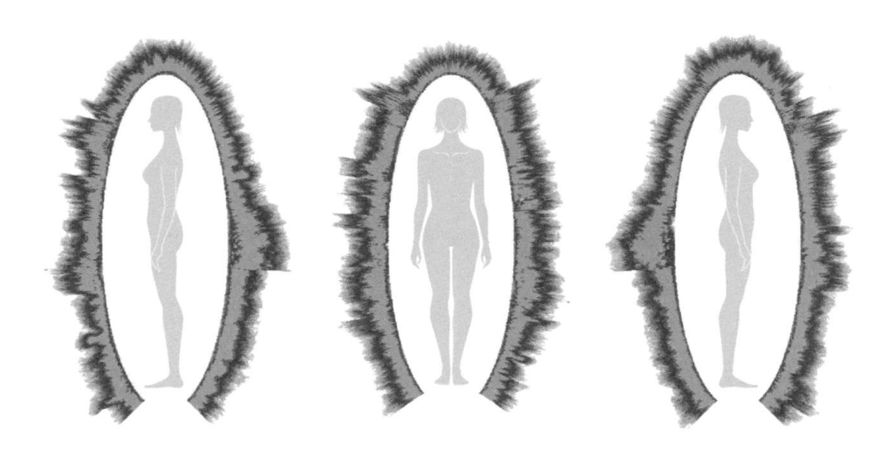

En la siguiente foto podemos ver la evolución de la energía en las tres mediciones (visión lateral).

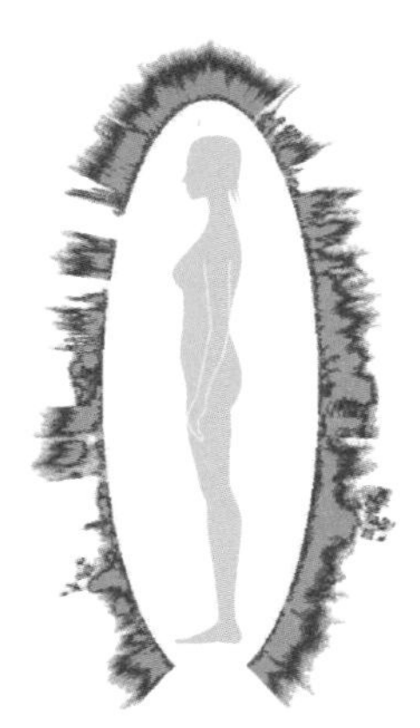

Estado emocional alterado

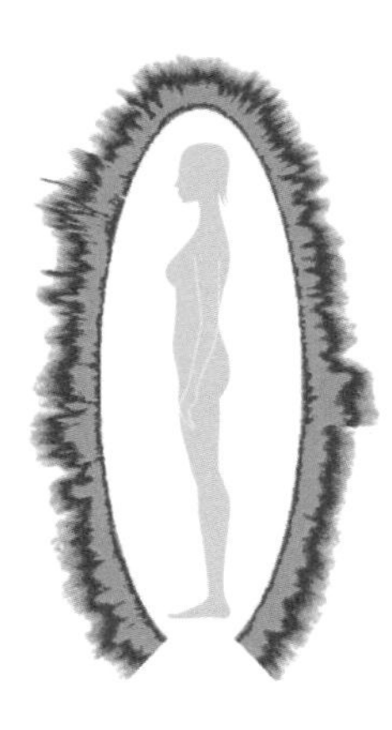

Primera aplicación

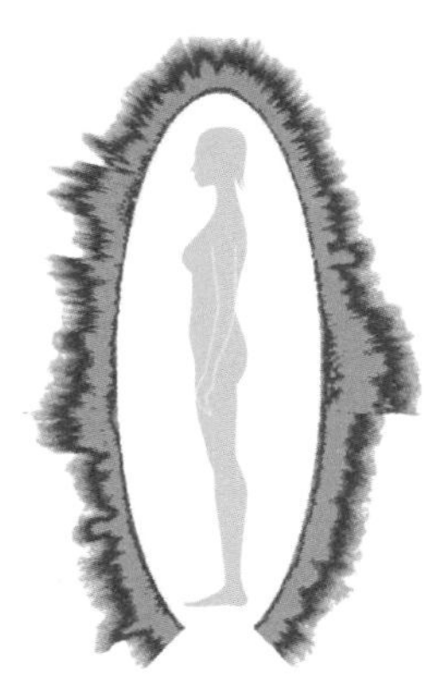

Segunda aplicación

*Ejemplo 2*

En el segundo caso, el tratamiento se realiza con un hombre de cincuenta y nueve años que llega en un estado emocional tranquilo, al término de una jornada laboral sin acontecimientos a destacar.

Se realiza el ensayo con BioWell®. En esta ocasión, comparamos la eficacia energética de un agua termal en spray con la bruma facial Revitalizing, cuya medida biométrica es de 7.800 Bovis.

Las aplicaciones de producto, al igual que en el caso anterior, se realizan con mínimo intervalo de tiempo entre ellas (2 minutos).

a) Medición después de la aplicación de un agua termal en spray. Hemos señalado algunos puntos de desalineación energética. En este caso no se observan fisuras en el campo. La energía es de 41 julios ($x10^{-2}$), es decir, un estado de energía considerado moderado, en el que la persona no muestra signos evidentes de fatiga excesiva ni de hiperactividad.

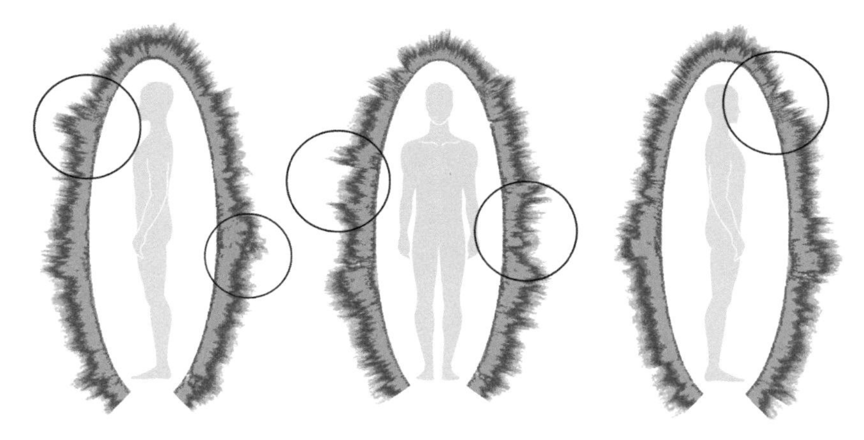

b) Medición después de la aplicación de la bruma facial energética Revitalizing. Se observan cambios de aumento de la energía en comparación con la aplicación de un agua termal. Aún con un estado emocional inicial de calma, el individuo experimenta una mejora a nivel energético con la aplicación de la bruma. Observamos la definición de los contornos más armónicos, la unificación del área y un incremento de energía, que pasa de 41 julios (x$10^{-2}$) a 47 julios (x$10^{-2}$) después de aplicar la bruma.

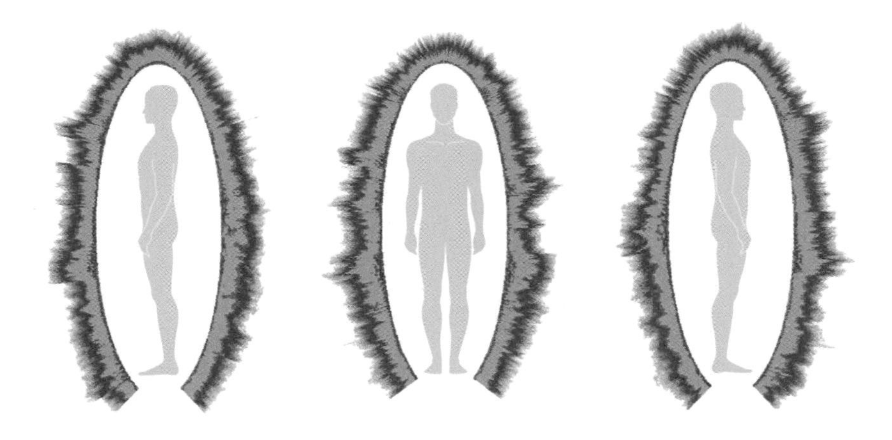

c) Medición de la segunda aplicación de la bruma, realizada con el objetivo de observar si continúa el ascenso energético después de cada aplicación. En este caso en concreto, se mantiene en 47 julios (x$10^{-2}$).

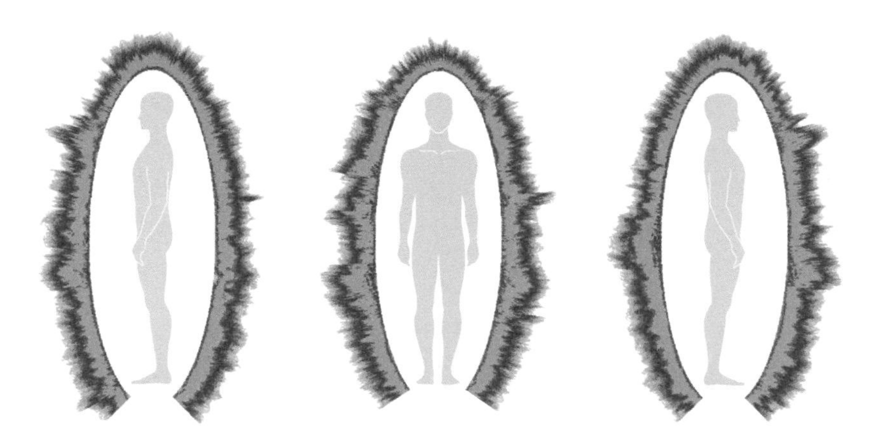

En la siguiente imagen presentamos la evolución de las tres mediciones (visión lateral).

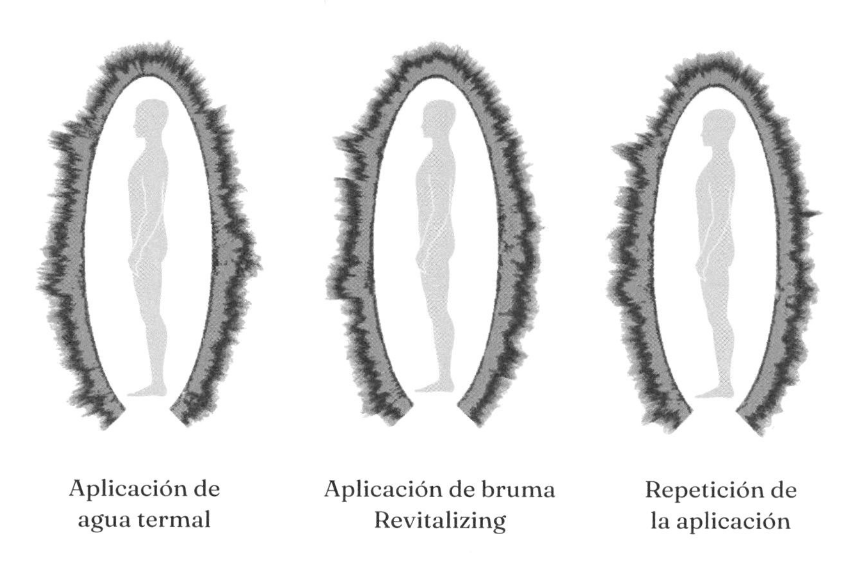

| Aplicación de agua termal | Aplicación de bruma Revitalizing | Repetición de la aplicación |
|---|---|---|

Acabamos de observar, a través del ejemplo de dos personas —una bajo estrés emocional y otra en un estado de calma aparente—, cómo un cosmético de carácter vibracional incrementa los niveles de energía en ambos casos. Para la mujer, este producto actúa sellando las fisuras energéticas.

## ¿CÓMO LLEGAN A NOSOTROS LAS FISURAS EN EL CAMPO ENERGÉTICO?

Quizá te preguntes cómo es posible la apertura o debilidad de nuestro campo emocional y energético. El origen puede ser interno o externo. Repasemos los principales aspectos que pueden debilitar nuestro campo:

- Externos (exógenos): alimentos procesados, contaminación, ambientes cargados con dispositivos electromagnéticos, antenas de repetición, geopatías, interacciones con personas con fuertes cargas emocionales, hospitales, etc.
- Internos (endógenos): pensamientos nocivos, estados de ánimo perturbadores, emociones bloqueadas, estrés, ansiedad, incoherencia, disgustos, *bioshocks*, etc.

Como cierre de esta primera parte del libro, podemos concluir que si la información que llega a nuestro campo energético o aura vibra en frecuencias de amor, gratitud o alegría, por poner ejemplos, este mensaje se transmite automáticamente a través de los receptores cutáneos. Estos envían la información al cerebro mediante el sistema nervioso, convirtiendo la información de vuelta a la piel en armónica o «de calidad».

Elevar nuestro nivel vibratorio transforma la frecuencia que emitimos al mundo. Si todos elevamos nuestra energía, el mundo se transforma.

# PARTE DOS

# CÓDIGOS BIOLÓGICOS DE SUPERVIVENCIA

10

# INTERPRETAR EL SÍNTOMA

Los conflictos emocionales traumáticos no resueltos se manifiestan con gran precisión en las diversas dolencias de nuestra piel.

Acabamos de explorar cómo la energía tiene un efecto sobre el campo emocional. Las emociones, palabras o sentimientos también son expresiones de energía que emiten señales. Cuando nos sentimos en equilibrio, estas señales son armónicas. Pero si experimentamos un episodio que nos perturba o si nuestro estado emocional está teñido de miedo, rabia, angustia, resentimiento, etc., esta nueva frecuencia obliga a la piel a modificar su estado de armonía para responder a la nueva información. Este cambio o readaptación en favor de un nuevo equilibrio es, precisamente, el desencadenante del síntoma. Como resultado, la piel puede manifestar desde pérdida de firmeza hasta una rosácea, celulitis, acné, psoriasis o dermatitis, entre otras afecciones cutáneas de carácter funcional o estético.

En esta segunda parte del libro abordaremos cómo nuestras emociones, vividas como un conflicto biológico, se relacionan directamente con los diferentes síntomas cutáneos. Un conflicto biológico es una situación con una gran carga de estrés, vivida en soledad, que no se expresa (ni a nivel emocional profundo ni por medio de una acción), que resulta inesperada, dramática y sin solución para la persona que la experimenta. Llamaremos *bioshock* al impacto emocional que nos coloca ante un conflicto biológico. Este puede presentarse de manera abrupta, como un misil —una situación de gran impacto que ocurre estrepitosamente— o de manera gradual, gota a gota —la situación va acumulando carga emocional día tras día—. Esta carga emocional, ya sea de manera abrupta como gradual, buscará una salida que estará determinada por la causa subyacente del conflicto, afectando en forma de síntoma a un órgano u otro.

Mi intención es ofrecer un panorama general desde la mirada de la descodificación biológica, siguiendo las huellas del fallecido doctor Hamer. Nuestro objetivo no es adentrarnos en los detalles técnicos de la histología (estudio de los tejidos), embriología (estudio del desarrollo embrionario) o patogénesis (desarrollo de enfermedades) de estas afecciones, sino proporcionar una visión más accesible y comprensible de cómo estas reflejan lo que sucede en nuestro interior y terminan por condicionar nuestra belleza personal.

Desde *La enfermedad como camino* de Thorwald Dethlefsen y Rüdiger Dahlke, que nos sorprendió en 1983 planteando que las enfermedades son mensajes del cuerpo que señalan conflictos internos y necesidades no atendidas, hasta *El arte de escuchar el cuerpo* (2017), de Ángeles Wolder, pasando por las obras de Jacques Martel, Salomon Sellam o la especialista en dermatología psicosomática Danièle Pomey-Rey,[1] día a día aumentan las publicaciones que nos animan a relacionarnos con el cuerpo de otra forma para descubrir qué mensajes hay detrás de cada enfermedad.

Pero antes de adentrarnos en la interpretación biológica de los síntomas o códigos biológicos de supervivencia, voy a repasar una serie de conceptos esenciales para el enfoque de esta nueva propuesta para el cuidado de la piel. Si por momentos sientes que las nociones técnicas te abruman, no te desanimes y sigue adelante, que verás que paulatinamente las piezas irán encajando.

## *NO* TIPOS *DE PIEL,* ESTADOS *DE LA PIEL*

Que la piel tenga una tendencia determinada —seca, grasa, acneica, mixta, áspera, entre otras— no quiere decir que hayamos heredado esta predisposición necesariamente. Lo que en verdad indica es que solemos resolver un conflicto de manera similar (ver capítulo 3, cuarto pilar emocional). Es decir, si habitualmente experimento un cuadro emocional idéntico o similar a la hora de resolver mis conflictos, la solución biológica también será la misma o una parecida. Por ejemplo, si mi piel es propensa a la sequedad, revisaré si la constante en mi vida es vivir en un estado de estrés por separación (consciente o inconsciente) y atenderé mi posible herida de abandono (abandonar, abandonarse o ser abandonado). Si mis arrugas se concentran alrededor de las comisuras de la boca y el surco nasogeniano, me preguntaré si suelo quedarme atrapada en el resentimiento, mientras que una piel grasa podría indicar una necesidad constante de protegerme.

Por lo tanto, vamos a dejar de considerar las etiquetas de piel seca, grasa o mixta, entendidas como condiciones genéticas, para comenzar a comprenderlas como soluciones biológicas adaptativas que responden a la necesidad biológica, expresando en ese «estado» de la piel —y no «tipo»—, un nuevo equilibrio. Este enfoque libera a tu piel, abriendo la posibilidad a estados transitorios en función de tus circunstancias o momento vital.

## LAS EMOCIONES NO TIENEN GÉNERO, LA PIEL TAMPOCO

Ahora que hemos empezado a derribar mitos, es importante que sepas que, en rasgos generales, la piel no tiene género. Es hora de decirle adiós a la cosmética binaria. Pese a la complejidad de nuestra dermis, no es ella quien determina nuestra condición biológica XX o XY. Es cierto que existen factores hormonales que marcan algunas diferencias genéricas (según estudios científicos, la piel de los hombres es un 20-25 % más gruesa, lo que implica más elastina y colágeno), las similitudes son más significativas que las diferencias.

En clave emocional, podemos observar que aunque la manera de experimentar, reconocer y expresar las emociones puede variar entre géneros, estas diferencias son más bien el resultado de creencias sociales inculcadas desde la infancia que de una real condición binaria.

Por tanto, a la hora de cuidar nuestra piel, nos decantaremos por productos que se adapten a cómo se encuentra nuestra piel en el presente. Teniendo en cuenta estos factores:

- ¿Cómo me siento? Estresada, cansada, feliz, etc.
- ¿Qué momento personal estoy atravesando? Adolescencia, menopausia, posparto, duelo, conflicto, cambio laboral, divorcio, un momento pletórico, etc.
- ¿En qué lugar físico paso la mayor parte de mi tiempo? En el exterior, en casa, en la oficina, etc.
- ¿En qué estación del año me encuentro?

## EL SENTIDO PSICOLÓGICO VS. EL SENTIDO BIOLÓGICO

En la naturaleza nada sucede por casualidad, como solemos decir: todo tiene un sentido biológico.

Existe también un sentido psicológico, que es el que solemos atribuir, desde la mente, a todo lo que nos ocurre. El sentido biológico, en cambio, consiste en la propia autorregulación que nuestra naturaleza utiliza con el objetivo de mantener un estado de equilibrio.

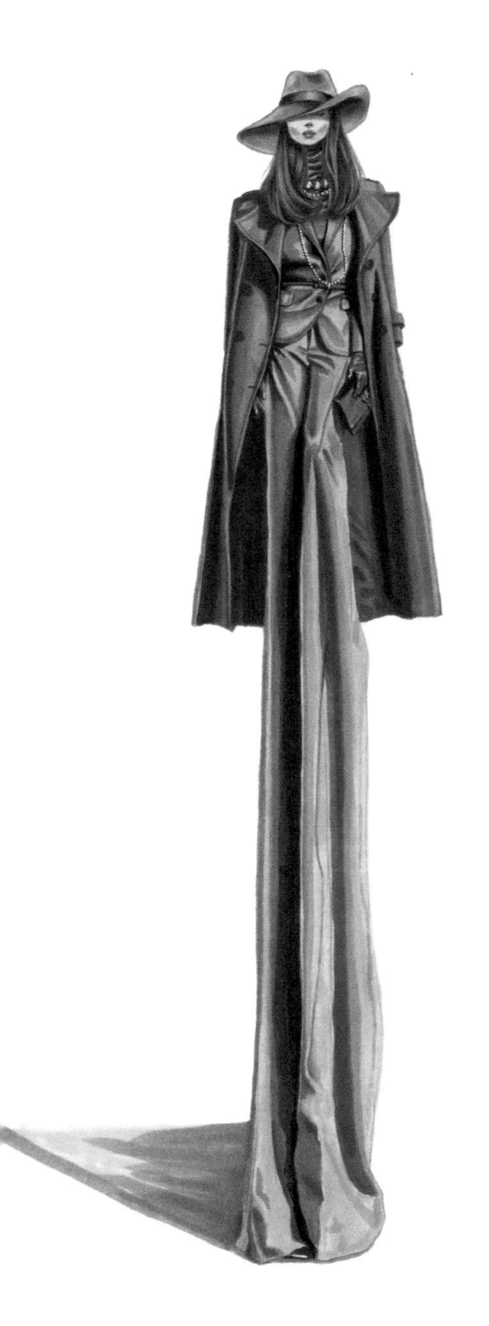

Veamos un ejemplo. Una persona tiene una cita importante. Se trata de una situación en donde se va a exponer. Un día antes le sale un grano en medio de la frente. Lo más común es atribuir la aparición del grano a simples nervios o a la mala suerte. Nuestra biología, en cambio, está intentando comunicarnos algo más profundo. Lo primero que nos muestra una pústula o un grano, como lo llamamos coloquialmente, es un exceso de queratina y sebo, que son sustancias protectoras. ¿Cuál podría ser el sentido biológico de un exceso de sustancias protectoras? Protegernos de un miedo que albergamos. En el ejemplo que hemos puesto, podemos decir que si la persona siente miedo —no expresado— a sufrir una desvalorización estética que se alimenta, en silencio, del estrés a mostrarse en público («no voy a gustar», «tal vez no soy suficiente», «mi imagen está en juego», etc.), su biología reacciona por ella, ofreciéndole una solución biológica como recurso compensatorio a ese conflicto vivido desde el estrés, en soledad, de manera dramática y sin expresión.

¿Significa esto que si te preocupas por la imagen que proyectas es inevitable que desarrolles acné? No necesariamente, pero si tienes acné, lo que sí debes preguntarte es si tienes un posible bloqueo emocional relacionado con la desvalorización estética, el miedo a dar una mala imagen, sentir rechazo, etc. En el lenguaje de la descodificación de los síntomas puedes encontrar, relacionado con el acné, el conflicto de mancillamiento: son experiencias de vergüenza, deshonra o ataques a la autoestima en contextos que involucran la apariencia física y la imagen personal.

Vuelvo a subrayar la importancia de comprender que la clave no es lo que me sucede, sino qué siento frente a eso que me sucede y dónde lo coloco. Es el «cómo», no el «qué», lo que condiciona la respuesta biológica.

## EN MODO BIOLÓGICO *ON*

A medida que avanza este capítulo, iremos profundizando cada vez más en la manera en que la biología resuelve nuestros conflictos emocionales traumáticos no expresados. En caso de que desemboquen en un síntoma, este responde a una necesidad concreta, es decir, tiene una utilidad relacionada con la función del órgano, tejido o sistema al que está afectando. Paradójicamente, una enfermedad no es más que la manifestación de un nuevo equilibrio ante circunstancias que están alterando la información original.

Como introducción, diremos que la celulitis escenifica la fase de resolución de un conflicto que habla de compararme constantemente con los demás, creyendo no estar a la altura. También expresa toxicidad o tendencia a retener cosas del pasado.

Así como la retención de líquidos enciende la alarma sobre una crisis existencial profunda, con el derrumbe y la pérdida de referentes, la dermatitis indica que estamos en la fase resolutiva de un conflicto de estrés por separación. La psoriasis, por su parte, es un clamor que habla de una urgente necesidad de protección en un contexto de separación y pérdida de contacto.

Desde una perspectiva más estética, la flacidez y el descolgamiento de la piel nos hablan de desarmonía y estancamiento. Mi teoría es que su origen tiene que ver con una interferencia en la síntesis de colágeno como consecuencia de una baja autoestima. Y cuando unas «simples» ojeras nos informan de una baja energía en los riñones, las bolsas bajo los ojos también nos hablan de un estancamiento.

Y ahora una sugerencia. No te quedes solamente con el significado de la interpretación biológica del síntoma, como si de un diccionario se tratara, ni con la explicación teórica. La información, por muy valiosa que sea, desde un plano puramente intelectual no resuelve la dolencia.

## PARÁMETROS DE LA INTERPRETACIÓN BIOLÓGICA

¿Te has preguntado alguna vez para qué el estrés provoca en algunas personas acné, en otras dermatitis o a otras alopecia? Revisemos el tema del estrés.

Después de lo que hemos venido exponiendo, es sencillo comprender que el estrés actúa como un desencadenante, pero no es ni la causa ni el fin de una dolencia. No basta con creer que padecemos de rosácea o psoriasis simplemente por estrés. Los códigos secretos entre cerebro y piel que mencionábamos en la primera parte del libro son extremadamente precisos. Todos apuntan a un «¿para qué?», que le da un sentido biológico a todo cuanto nos sucede. Recuerda que en la naturaleza nada ocurre por azar.

¿En qué parámetros nos debemos fijar a la hora de identificar un síntoma?

A continuación te presentaré una guía que aplicaremos de manera práctica a cada uno de los códigos biológicos que abordaremos luego. Seguiremos siempre la misma secuencia.

1. **El objetivo**: en cualquier situación, el objetivo de nuestra biología es aliviar el estrés, promoviendo un equilibrio interno. Aparición del síntoma.
2. **El sentido biológico**: estará relacionado con la función arcaica u origen embrionario del tejido o capa.
3. **La intensidad del conflicto** o la **tonalidad conflictual**, mide el grado de estrés con el que se vive en conflicto. La intensidad puede ser baja, media, alta, muy alta, insoportable.
4. **El tipo de conflicto**. Según la Nueva Medicina Germánica, fundada por el doctor Hamer, estos conflictos pueden ser de separación, rendimiento, pérdida, mancillamiento, etc. Tendremos que identificarlo.
5. **Desde dónde y cómo estoy viviendo el conflicto**. Habrá que valorar e identificar **el «resentir»**: traición, mala pasada, ataque, abandono, etc. **Resentir, en este contexto, es entrar en contacto con la energía bloqueada de una emoción prohibida, pecaminosa, tabú, y poder expresarla de una vez.** Identificar el conflicto y el resentir primario asociado al síntoma físico puede resolver el conflicto emocional subyacente y aliviar o resolver la manifestación física de la enfermedad.

6. **Emoción primaria**: existen distintas clasificaciones, que variarán según la escuela o disciplina. En mi caso, considero siete emociones primarias: la rabia o ira, el miedo, el asco, la sorpresa, la pena, la alegría y la vergüenza.

11

# DESCIFRANDO SEIS CÓDIGOS

Entrar en contacto con la emoción que quedó atrapada y silenciada deshace el nudo emocional y restablece el flujo natural de nuestra energía.

Este capítulo es un desafío para mí, pues voy a sintetizar el lenguaje de la descodificación y el descifrado de seis códigos biológicos relacionados con la piel, con toda la complejidad que esto representa. Te invito a que te quedes con lo esencial. Mi intención es que esta información te movilice hacia tu sentir biológico, más allá del plano puramente intelectual. Ten en cuenta que lo que te ofrezco es un mapa, no el territorio. Te daré pistas para que puedas moverte, explorar y seguir investigando. Considéralo una invitación a profundizar, un umbral.

Las leyes formuladas por el doctor Ryke Geerd Hamer, fundamentales para entender los principios de la descodificación biológica, ofrecen una perspectiva embriológica sobre las capas de la piel. Esta visión nos permite comprender las capas de la piel desde sus funciones arcaicas, que son:

- Protección, en el caso de la dermis.
- Relación, en el caso de la epidermis.
- Valoración, en el caso de la hipodermis.

Las dolencias de la piel relacionadas con la dermis suelen tener una connotación emocional asociada con sentimientos de desprotección, amenaza, abandono, (auto)agresión, despojo, soledad, pérdida de referentes, falta de sostén o miedo a la pérdida de integridad física. Por otro lado, las relacionadas con la epidermis estarán frecuentemente vinculadas al contacto, ya sea su falta o su imposición, así como al contacto deseado, como el contacto piel con piel del que hemos hablado en el capítulo 5. En cuanto a las dolencias relacionadas con la hipodermis, tendremos que atender a los conflictos de rendimiento que se viven desde la desvalorización.

Una advertencia más antes de seguir. Este libro está diseñado de manera secuencial y progresiva para ir ganando en comprensión y crecimiento a medida que avanzamos en su lectura. Si bien puedes ir a leer directamente el apartado de aquella dolencia con la que estás lidiando en este momento —y seguramente encontrarás información valiosa—, su sola lectura no te va a aportar la solución. Esto es un proceso. Mi recomendación es que lo vivas paso a paso y encuentres el impulso genuino para cambiar la manera en que concibes tu piel, tus dolencias, la belleza, la cosmética y el cuidado personal. Entonces sí estarás en el camino para encontrar la solución.

## ACNÉ
## ¿PARA QUÉ MI PIEL EXPRESA ACNÉ?

- Objetivo: búsqueda de un nuevo equilibrio.
- Sentido biológico (función arcaica): protección (dermis).
- Tonalidad conflictual (intensidad): *bioshock* por efecto misil o gota a gota. Esto mide el grado de estrés con el que lo experimento (bajo, medio, alto, muy alto, insoportable). El punto en la escala puede variar en función de la vivencia.

- Posible causa (conflicto): desvalorización estética (de identidad, conflicto ante el espejo), sentir rechazo (en todas sus formas), miedo a dar una mala imagen, mancillamiento (deshonra), (auto)agresión, etc.
- Resentir: no soy una persona lo suficientemente atractiva, me doy asco, si me muestro pueden herirme, en el colegio soy la rara, me avergüenzo de mis progenitores, me agreden o me autoagredo, etc.
- Emoción primaria: uno puede deducirla con bastante claridad a partir del resentir, es el asco. De todas maneras, siempre hay que prestar atención a cómo ha vivido cada persona el conflicto.

Un grano se origina por la inflamación de la glándula sebácea y la obstrucción del folículo piloso, que implica una sobreproducción de queratina y grasa, sustancias cuya función es proteger. Sucede en la dermis, por tanto, el conflicto estará vinculado a la protección.

Nos podemos hacer entonces una serie de preguntas. ¿Qué sentido biológico tiene producir más grasa? Apartarme del peligro. ¿En qué contexto? En uno de desvalorización estética. ¿Es el mismo resentir tenerlos en la cara que en la espalda? No. ¿Encuentra así mi cuerpo un nuevo equilibrio para paliar el conflicto emocional en el que me he metido? Sí. ¿Leer esto va a curar mi acné? No. ¿Cuál es una posible solución? Combinar un tratamiento dermatológico con la consulta a un especialista en descodificación, revisar tu sistema de creencias, llevar a cabo ciertos cambios concretos, como los que se sugieren en la tercera parte de este libro, comprobar tu salud intestinal y decantarte por productos y tratamientos de cosmética emocional.

Es fundamental comprender la importancia tanto de tomar conciencia como de descargar las emociones, es decir, la descarga emocional o resentir (me doy asco, me avergüenzo, siento rabia al llamarme rara). Terapéuticamente hablando, es maravilloso que durante el proceso te reencuentres con la emoción que quedó atrapada en la primera vivencia del conflicto, sin poder ser expresada. Expresar lo que en su día se reprimió deshace el nudo emocional, provocando un cambio de información celular que permitirá restablecer el flujo natural de la energía. Por eso, como decía al inicio de este capítulo, insisto en la importancia de ir más allá del simple conocimiento teórico.

Quiero compartir el caso de una adolescente que, al presentarse por tercera vez a su examen de conducir, amaneció ese día con la cara llena de granos. ¿Se debía simplemente al estrés del examen? A estas alturas, no podemos conformarnos con esa explicación. Al profundizar, ella confesó que el pánico la invadía ante la idea de ser increpada por sus amigos y familiares, quienes podrían tildarla de tonta o inútil si volvía a fallar.

Por otro lado, el acné funciona como autoprogramante, es decir, crea un círculo emocional vicioso: cada vez que me miro al espejo y me veo acné, se refuerza el conflicto y esto perpetúa el síntoma de (auto)agresión.

### ROSÁCEA

### ¿PARA QUÉ MI PIEL ME HABLA A TRAVÉS DE UNA ROSÁCEA?

- Objetivo: búsqueda de un nuevo equilibrio.
- Sentido biológico (función arcaica): protección (dermis).
- Tonalidad conflictual (intensidad): *bioshock* por efecto misil o gota a gota. Esto mide el grado de estrés con el que lo experimento (bajo, medio, alto, muy alto, insoportable).
- Posible causa (conflicto): ataque a la integridad, mancillamiento (suciedad o ataque a mi imagen).
- Resentir: he perdido mi lugar, no tengo tiempo para mí, estoy volcada hacia los demás y no dispongo de mi espacio, no soy buena madre, me siento sola en esto, no cuento con el apoyo de mi pareja, la mirada del otro me agrede (crítica, exigencia), etc.
- Emoción primaria: Si la persona no llega a verbalizar la emoción primaria, hay que acompañarla a que llegue a ella. Normalmente en rosácea hay mucha rabia —ira— contenida y no reconocida.

A lo largo de mi trayectoria profesional he observado que el 100% de los casos de rosácea que he tratado tienen un origen común: la rabia no expresada (que se evidencia en las rojeces y el calor de la rosácea) y una pérdida de espacio personal acompañada de culpa y frustración. La rosácea, al igual que el acné, funciona como autoprogramante, agravando el resentir.

En varios de los casos —todos de mujeres— he notado con sorpresa que la rosácea se manifestó tras el nacimiento de un segundo hijo, ya sea biológico o adoptado. Muchas de ellas se dieron cuenta de que la afección había comenzado poco después de este evento. Detrás de la alegría de ser madre otra vez, estas mujeres enfrentaban el conflicto de haber perdido completamente su rol como mujer, incluyendo su espacio de cuidado personal, su sexualidad y su individualidad. Esta disputa interna suele estar cargada de culpa por la presencia de un resentir contradictorio que en silencio dice: «Me he equivocado», «No debería haber tenido otro hijo», «Me siento sola en esto», «No recibo apoyo de nadie». Estos pensamientos atacan la integridad de la mujer, haciéndola sentir indigna o poco merecedora de ser madre.

Si padeces de rosácea, puedes aplicar este tipo de análisis (identificar la tonalidad conflictual, el tipo de conflicto y el resentir) a tu situación personal. Recuerda que lo importante no es el «qué», sino el cómo vives lo que te sucede. Por ejemplo, podrías estar viviendo este mismo conflicto en un contexto laboral. Ten en cuenta que estos conflictos pueden ser reales, imaginarios o simbólicos. Cuando nos referimos a la maternidad, por poner un caso, hablamos de madre o función materna. Recomiendo encarecidamente acudir a terapias profesionales para descodificar estos conflictos través de la toma de conciencia y la descarga emocional. Mi ilusión es que este libro pueda ser para ti una puerta de entrada hacia una nueva perspectiva de estas dolencias.

## DERMATITIS O ECZEMA

## ¿PARA QUÉ MI PIEL ME HABLA A TRAVÉS DE UNA DERMATITIS O ECZEMA?

- Objetivo: búsqueda de un nuevo equilibrio en una fase resolutiva/reparativa de un conflicto, restableciendo la información a través del síntoma.
- Sentido biológico (función arcaica): relación (epidermis).
- Tonalidad conflictual (intensidad): *bioshock* por efecto misil o gota a gota. Esto mide el grado de estrés con el que lo experimento (bajo, medio, alto, muy alto, insoportable). Se podrían añadir más grados en función de la vivencia.
- Posible causa (conflicto): falta de contacto o contacto impuesto en un contexto de estrés por separación o querer separase de...
- Resentir del conflicto activo: echo de menos..., quiero separarme de..., no soporto que me toque, necesito sentir su piel, echo de menos su olor, etc. La dermatitis o eczema aparece cuando el conflicto se ha resuelto.
- Emoción primaria: hay que llegar a detectar desde qué emoción se resiente el conflicto: rabia, miedo, asco, tristeza. Cuidado al verbalizar la palabra *tristeza*. Una cosa es estar triste y otra sentir pena.

El sentido biológico de tocar y ser tocado (ver capítulo 5) también engloba esa profunda necesidad vital y arcaica de pertenecer, estar protegido, de ser amado, en definitiva, de existir. Parafraseando a Descartes, con un leve giro: «Me tocan, luego existo».

En la búsqueda terapéutica de la curación de la dermatitis y otras dolencias epidérmicas, tanto crónicas como recurrentes, resulta muy útil revisar el árbol genealógico familiar para descubrir posibles pérdidas, separaciones, duelos, emigraciones, casos de incestos, divorcios o matrimonios pactados, entre otros. Estos eventos pueden haber dejado una huella de dolor no expresado que sigue latente en alguna parte del abolengo. (Ver en el capítulo 3 el 2.º pilar de piel: epigenética y psicogenealogía.)

La ubicación de la dermatitis, ya sea en el rostro o en otras partes del cuerpo, proporciona una pista valiosa sobre el posible origen del bloqueo emocional, ya sea por falta o por exceso de contacto.

La dermatitis es la reparación emocional de un gran sufrimiento, experimentado en un contexto de separación de algo o alguien (propio o ajeno) o el deseo de separarme de algo o alguien. Si padeces dermatitis de manera crónica es posible que estés entrando y saliendo constantemente de un conflicto real, imaginario o simbólico, en forma tanto consciente como inconsciente.

Con el permiso de Carme Roig, reconocida terapeuta floral, descodificadora, formadora (y amiga), voy a ilustrar esto con el caso de un niño de dos años de edad que desarrolla dermatitis cuando comienza a asistir al jardín de infancia. Desde el primer día, ir al jardín de infancia se convierte en un drama: llora, hace pucheros e intenta lanzarse a los brazos de su madre, comportamientos que se repiten cada día hasta que su madre lo recoge por la tarde. El especialista que trata al niño, lejos de imaginar que este conflicto de separación es la causa de la dermatitis, señala como responsable al animal de compañía que tienen en la casa. De este modo, la familia decide dar en adopción a su mascota, pero la dermatitis persiste. ¿Qué está sucediendo realmente? El niño resiente su estancia en el parvulario como un abandono vivido con estrés por separación que se resuelve con una dermatitis a la llegada de su madre y los fines de semana. El síntoma aparece en la resolución del conflicto. Recordemos que en cada una de las dolencias que estamos descifrando el síntoma es la solución. El niño entra y sale del conflicto constantemente, por tanto el binomio *estrés por separarme de mi madre-resolución por el reencuentro con mi madre* hace que su dermatitis se cronifique.

Otro caso es el mío. Había pasado algo más de un año sin hablarme con mi hermana y, poco después de restablecer la relación, desarrollé un eczema en el pabellón auricular del oído izquierdo. Sabiendo que el eczema surge durante la fase resolutiva de un conflicto de estrés por separación (en mi caso, inconsciente), empecé a atar cabos cuando me di cuenta de que en el oído izquierdo estaba escuchando de nuevo sus mensajes de audio.

A medida que avanzamos en este camino, creo conveniente añadir una idea clave: la enfermedad cumple una función. Más allá del sentido biológico —cuyo objetivo es establecer un nuevo equilibrio—, la enfermedad tiene un propósito inherente, viene a enseñarnos algo. Además, en ocasiones la enfermedad rinde tributo a la silenciosa fidelidad familiar, como exploraremos al final de este capítulo.

## PSORIASIS

### ¿PARA QUÉ MI PIEL ME HABLA A TRAVÉS DE UNA PSORIASIS?

La necesidad de protección en individuos con psoriasis es una constante en su vida diaria, ya sea de manera consciente o inconsciente. Esto se combina con una separación de su propio ser y una resistencia a aceptar la intensidad de sus emociones internas. En un contexto real o simbólico, consciente o inconsciente, experimentado o imaginado, la psoriasis responde a:

- Objetivo: búsqueda de un nuevo equilibrio en una fase reparativa. El síntoma actúa como la solución.
- Sentido biológico (función arcaica): separación/relación (epidermis) y agresión/protección (dermis).
- Tonalidad conflictual (intensidad): *bioshock* por efecto misil o gota a gota. Esto mide el grado de estrés con el que lo experimento (bajo, medio, alto, muy alto, insoportable). Se podrían añadir más grados en función de la vivencia.
- Posible causa (conflicto): necesidad de protegerme en un contexto de estrés por separación en el que me agredo, me siento agredido o temo que puedan agredirme. También cuando el motivo de la separación es evitar que me agredan (por ejemplo, casos de violencia de género, maltrato infantil).
- Resentir del conflicto activo: necesito protección. Ya que la función protectora se atribuye arquetípicamente al padre o a la función paterna, suele buscarse en esa figura la falta de protección de los que sufren de

psoriasis. Cabe remarcar que la función paterna la puede desempeñar también un trabajo, si sentimos que puede cumplir esta función de protección.

- Emoción primaria: dependerá del conflicto específico en cada caso; hay que llegar a contactar con la emoción o las emociones que quedaron atrapadas en el resentir.

Antes de continuar, quiero destacar un aspecto que me fascina: la investigación sobre el origen de las enfermedades. A menudo me pregunto si es un instante el que cambia la trayectoria de una célula, alterando su proceso natural de regeneración. ¿En qué momento se activa la señal para que se torne maligna? ¿Es un proceso paulatino? ¿Lo decide ella sola? ¿Qué la lleva a destruirse (apoptosis)? ¿Qué información o mensaje reciben las células para comenzar un proceso que se desvía de lo fisiológico? Está claro que las células no se descontrolan sin razón. Por ejemplo, en la psoriasis, los queratinocitos se multiplican excesivamente produciendo una gran cantidad de queratina que se acumula en la superficie de la piel en forma de escamas. Recordemos que la función biológica de la queratina es protegernos, lo que indica que hay una razón subyacente para este exceso de actividad celular.

Aunque el desencadenante exacto de estos procesos seguirá siendo un misterio, el enfoque terapéutico nos ayuda a abordar su manifestación. Es importante considerar la ubicación de la dolencia para entender su significado. Por ejemplo, las piernas pueden simbolizar la necesidad de avanzar; la cadera, la dirección a tomar; las manos o los brazos se relacionan con el ámbito laboral, y la cara estará asociada a la imagen que proyectamos al mundo.

Vamos a ilustrar lo que acabamos de exponer con el caso de una paciente cuya psoriasis se manifiesta a los dieciséis años, después de sufrir un accidente de moto mientras se dirigía a visitar a un posible novio. Este infortunio la mantuvo apartada de su entorno durante años, mientras se recuperaba de las secuelas que afectaron su aspecto físico. Tal como ella verbalizó en una consulta: «Me he cortado las alas».

Analicemos, uno por uno, los componentes de este cóctel psoriásico:

- Conflicto de (auto)agresión: accidente. Resentir: «Me he cortado las alas».
- Conflicto de agresión (ajeno): los comentarios que durante mucho tiempo oye a sus espaldas a causa de sus secuelas físicas. Resentir: «Necesito protegerme de...».
- Conflicto de separación:

  1.° Ingreso en un hospital durante más de tres meses. Resentir: «Estoy separada de mis amigos», «echo de menos a mis amistades».

  2.° Se aleja de su adolescencia, de su vida antes del accidente y su físico anterior. Resentir: «Me siento apartada de lo que consideraba mi vida».

  3.° Pérdida de contacto con el posible novio. Resentir: «Ya no hay posibilidad de conquistarle».
- Conflicto de agresión + separación: secuelas físicas que la llevan a menospreciarse y esconderse por miedo a ser herida otra vez. Resentir: «Tengo que esconderme para que no vean mi discapacidad», «¿Adónde puedo ir con esto? ¡Nadie va a quererme así!».

Podríamos profundizar más, pero ya nos podemos hacer una idea del grado de sufrimiento de esta mujer con psoriasis. Si tenemos en cuenta, además, que la psoriasis apunta a un conflicto con el padre o función paterna, arquetípicamente «la protección», podemos inferir que su sentimiento de que «ningún hombre me va a querer ahora» refleja un profundo sentimiento de soledad y desprotección.

Su afección ha persistido durante 38 años, pero recientemente ha comenzado a mejorar gracias a que ha abierto su abanico de opciones terapéuticas y ha recurrido a la descodificación biológica.

Mi hipótesis es que, a pesar de sus tratamientos, su dolencia se perpetúa debido a circunstancias de vida desfavorables que constantemente la enfrentan a sentimientos de necesidad de protección, soledad, abandono y separación, similares a los que experimentó durante el incidente. Otra línea de investigación podría ser el duelo bloqueado en relación al accidente, como la pérdida de su adolescencia, que mantiene activos conflictos emocionales no resueltos en su inconsciente, afectando su psiquismo. Quizá habría que preguntarle a la adolescente de entonces qué sueños se vieron interrumpidos el día del accidente y qué dolor alberga en su fuero más íntimo para comprender por qué su piel sigue hablando a través del síntoma.

A continuación abordaré dos códigos que son de carácter más estético, pero no por eso menos relevantes. La celulitis y la retención de líquidos afectan a un porcentaje altísimo de la población, mayoritariamente femenina, y son motivo de preocupación y malestar. Voy a exponerlos con una estructura ligeramente distinta a la empleada hasta aquí. Comencemos.

## CELULITIS

Esta dolencia, de naturaleza principalmente estética, afecta a entre el 85 y el 98% de la población, según la Academia Española de Dermatología y Venereología (AEDV). Impacta mayoritariamente a las mujeres, incluyéndome a mí misma. Según las encuestas, es la manifestación cutánea de carácter estético que más nos incomoda, sin considerar las afecciones más graves.

Es una dolencia bastante sencilla de abordar: que levanten la mano las mujeres que alguna vez se han comparado con otras; ahora que también levanten la mano las que se han sentido inferiores en esa comparación. Que levanten a su vez la mano las que, cansadas de sufrir y compararse, han dicho: «¡Basta! Soy como soy y punto». Y finalmente, las que, después de renunciar a las comparaciones, han caído de nuevo en ellas. ¿Has levantado la mano? ¿Quizá en las cuatro ocasiones? Bienvenida al 98% de mujeres que tienen celulitis. Si no la has levantado, ¡felicidades! Eres parte del deseado 2% restante.

Mujer, si formas parte del 98%, no te culpes. En algún rincón de nuestro psiquismo sigue activa una programación arcaica que lleva a las hembras mamíferas a compararse en una competición para atraer, en sentido literal o simbólico, al macho protector.

Quizá te estés preguntando sobre otros factores como las hormonas, la alimentación, los tóxicos, los malos hábitos o el sedentarismo. ¡Claro que son importantes! Pero recuerda que mi objetivo es invitarte a explorar más allá de lo material y tangible, y reconocer que los comportamientos, pensamientos, creencias, emociones, conflictos y herencias también influyen profundamente en nuestra salud y en el aspecto de nuestra piel.

En relación con las herencias, el acto de guardar, retener y/o perpetuar el pasado es otra causa de la celulitis, alimentada por el estancamiento que resulta de no querer soltar aquello que ya ocurrió.

**RETOMANDO LA FUNCIÓN ARCAICA DE LA CELULITIS, RETOMEMOS NUESTRO ANÁLISIS:**

- Objetivo: la búsqueda de un nuevo equilibrio tras un conflicto en la fase resolutiva/reparativa, restableciendo la información a través del síntoma. (Añado una aclaración que sirve de pista: el sufijo *-itis* indica inflamación. En el lenguaje de la descodificación, una inflamación siempre indica que estamos en la fase resolutiva del conflicto.)
- Sentido biológico (función arcaica): movimiento/valoración (hipodermis).
- Tonalidad conflictual (intensidad): *bioshock* por efecto misil o gota a gota. Esto mide el grado de estrés con el que lo experimento (bajo, medio, alto, muy alto, insoportable). Se podrían añadir más grados en función de la vivencia. Normalmente este tipo de afección estética se experimenta gradualmente, es decir, gota a gota.
- Posible causa (conflicto): desvalorización estética en un contexto de rendimiento donde «me comparo con...» y me desvalorizo yo misma ante el espejo porque no me gusto.
- Resentir del conflicto activo: «No soy suficiente», «No voy a llegar a encajar en ese canon», «Me siento inferior», «Ella es más guapa que yo», «No tengo un cuerpo bonito comparado con...», etc. La celulitis aparece cuando el conflicto se ha resuelto.
- Emoción primaria: normalmente en este tipo de conflicto prevalece la rabia o ira, aunque el paciente muchas veces la verbaliza como tristeza. Es muy frecuente que la rabia se disfrace de tristeza, porque socialmente la tristeza está bien considerada y la ira no.

La celulitis, como decíamos hace un momento, es una inflamación del tejido, como lo indica el sufijo *-itis*. Similar a la dermatitis, la celulitis se perpetúa porque constantemente entramos y salimos de un conflicto, manteniendo el ciclo de fase activa y reparación en constante funcionamiento.

Veamos la secuencia de un ejemplo para comprenderlo más fácilmente:

- **1.ª etapa: me comparo**. Si esta comparación me genera estrés y me desvalorizo estéticamente, se desencadena el conflicto biológico. En la actualidad vivimos este conflicto de manera casi cotidiana e inconsciente cuando navegamos por las redes sociales. Párate un momento y considera qué pasa por tu cabeza con cada desplazamiento en la pantalla. Sí, nos pasamos el día comparándonos. En su origen, se produce una microulceración o muerte celular (necrosis) en la capa más profunda de la piel: la hipodermis. Los huecos que dejan las células muertas hacen que el tejido se retraiga hacia dentro, provocando irregularidades en la superficie de la piel.
- **2.ª etapa: me rindo**. Cuando esto ocurre («soy como soy», «no voy a compararme más», «estoy cansada de sufrir por esto»), comienza la fase de resolución de conflicto, donde la biología inflama el tejido para poder repararlo.
- **3.ª etapa**: algo o alguien, en algún momento, despierta en mí otra vez la desvalorización estética por comparación, y así el ciclo comienza nuevamente.

## ¿CÓMO REPARO DEFINITIVAMENTE?

Aunque la idea de un tratamiento milagroso y definitivo es muy tentadora, nadie puede garantizar la completa recuperación de tus dolencias, ya sean estéticas o funcionales. En estos casos, es mejor ser escéptico ante quien prometa resultados mágicos. Esto no significa que no se pueda mejorar, y considerablemente, si uno pone su empeño. El propósito de este libro es abrir puertas a nuevos caminos que te permitan redescubrirte. Y quizá, en este nuevo despertar, tus dolencias vayan perdiendo progresivamente su razón de ser. La celulitis también.

1. **Identifica tu conflicto emocional**: es esencial que cambies la percepción que tienes sobre ti misma.

2. **Cuida, nutre y mima tu cuerpo**: presta especial atención al hígado, los riñones, la vejiga, el sistema linfático, el bazo y la vesícula biliar, órganos estrechamente vinculados con la celulitis. (En la tercera parte de este libro, te propongo algunas formas prácticas de hacerlo).

3. **Opta por tratamientos médico-estéticos eficaces**: considera opciones como la radiofrecuencia y los ultrasonidos, combinados con cuidados de cosmética emocional para ayudar a restablecer el tejido, reprogramar la información celular y facilitar el drenaje, especialmente en casos de celulitis más antigua (encapsulada).

4. **Realiza el test que encontrarás a continuación**: úsalo como un desafío personal para deshacerte de lo que ya no quieres en tu vida.

## TEST PARA DETECTAR TU PROPENSIÓN A LA CELULITIS

(Señala las respuestas afirmativas)

- Me preocupa mi aspecto físico. ☐
- Me comparo fácilmente. ☐
- Me obsesiona lo que piensan de mí. ☐
- A menudo pienso que cualquier tiempo pasado fue mejor. ☐
- Me cuesta soltar. ☐
- Tengo miedo a mostrarme tal y como soy. ☐
- Me miro ante el espejo y no me gusto. ☐
- Suelo tener bloqueados el segundo y el tercer chakra (debajo del ombligo y la boca del estómago). ☐
- Tiendo a idealizar a los demás, sintiendo que no estoy a su altura. ☐
- No me siento libre para moverme, amar y disfrutar de mi vida a mi manera. ☐

Si has marcado los 11 enunciados, parece que tienes una fuerte inclinación hacia la celulitis. Si tu puntuación está entre 6 y 4, vas por buen camino. Y si has marcado 2 o menos, ¡felicidades! Formas parte del exclusivo club del 2% menos propenso a la celulitis.

## RETENCIÓN DE LÍQUIDOS

Dejando de lado los conflictos hormonales y otros posibles factores, abordaremos la retención de líquidos desde su sentido biológico arcaico, como venimos haciendo hasta ahora. Recordemos que somos un 70 % agua, un elemento esencial que sustenta nuestra vida. Por lo tanto, cualquier aspecto relacionado con los líquidos o su retención está asociado a conflictos endodérmicos o de supervivencia.

Cuando hay retención de líquidos, lo primero que se debe considerar es:

- Angustia existencial extrema con pérdida del sentido de la vida (muerte de progenitores, divorcio, cese laboral, emigración).
- Miedos existenciales (sentirse solo en sentido real o figurado, soledad existencial), miedo a una muerte cercana.
- Pérdida de referentes.
- Estancamiento, miedo a soltar, secretos o no dichos en el árbol genealógico familiar, etc.

Las posibles combinaciones de conflictos son muy numerosas. Veremos algunos casos al final de este capítulo.

**AHORA VAMOS A DESCRIBIR EL SENTIDO BIOLÓGICO DE LA RETENCIÓN DE LÍQUIDOS Y SU FUNCIÓN:**

- Objetivo: la búsqueda de un nuevo equilibrio a través del síntoma.
- Sentido biológico (función arcaica): supervivencia.
- Tonalidad conflictual (intensidad): *bioshock* por efecto misil o gota a gota. Esto mide el grado de estrés con el que lo experimento (bajo, medio, alto, muy alto, insoportable). Se podrían añadir más grados en función de la vivencia.
- Posible causa (conflicto): angustia existencial extrema con pérdida del sentido de la vida, miedo a la muerte, pérdida de referentes, un contexto de estrés por peligro de muerte (real o simbólico) donde hay que preservar el agua como medio de vida.
- Resentir del conflicto activo: «Me siento sola», «Me han abandonado», «Temo por mi vida», «Tengo miedo a la muerte», «He perdido todo», «Me siento alejado de mi familia».

El proceso biológico es muy sencillo: los canales colectores del riñón o túbulos colectores encargados de concentrar el filtrado glomerular hasta formar la orina cierran sus compuertas ante la alarma de «peligro de muerte» con el objetivo de preservar la vida. Veamos cómo funciona en casos concretos.

El primero caso es el de una mujer que engordó 5 kilos de líquido tras ser diagnosticada con una enfermedad aparentemente incurable. ¿Significa esto que todos vamos a acumular líquido como respuesta a un diagnóstico similar? No necesariamente. En su caso, el diagnóstico fue percibido como un derrumbe de su existencia, acompañado de un profundo miedo a la muerte y una sensación de soledad existencial, lo que llevó a que su cuerpo reaccionara con este síntoma específico.

Hace años trabajé con otra mujer que no conseguía bajar los 3 kilos que engordó después de ser despedida de su trabajo. «¡Encima que me han despedido, engordo! ¡No lo entiendo! ¡Si como menos que antes!», se lamentaba. «A mí, en realidad, ¡el trabajo me da igual!, pero me he quedado sola y he perdido el contacto con mis compañeros, que era lo mejor que tenía.» Ahí está la clave, en esto que verbalizó al final, y es a lo que hay que prestar mucha atención: ¿puedes identificar cuál es el resentir?

Una mujer enviudó tras cuarenta años de matrimonio y aumentó 15 kilos en un año. Su resentir consistía en sentirse incapaz de seguir adelante sola, en el miedo de que le sucediera algo por las noches y no pudiera pedir socorro.

También conozco algún caso en que la soledad viene de la mano de la compañía: «Somos muchos en casa, pero nadie me hace caso, me siento sola incluso estando en medio de esta familia».

## LA SILENCIOSA FIDELIDAD FAMILIAR

¿Qué sucede cuando pese a la toma de consciencia, la descarga emocional y el proceso terapéutico, la dolencia persiste? Es interesante constatar que podemos conservar algunas patologías como una manera de mantener vivos a los muertos. La enfermedad se convierte así en una forma de venerar a los ancestros, dignificar el drama familiar, perpetuar un duelo o dar sentido al dolor provocado por nuestra biografía personal o consanguínea. Replicarla simboliza la interpretación inconsciente de pertenecer al clan, de formar parte de... Es una forma de decir: «Te sigo queriendo», «no me he olvidado de ti», «replico tu misma enfermedad, así te llevo conmigo». El síntoma se convierte en la expresión silenciosa de nuestra fidelidad familiar e incluso en nuestro íntimo compañero cuando la soledad nos acecha.

Este es el caso de una paciente que, tras un extenso trabajo terapéutico con constelaciones familiares, descodificación biológica y acupuntura, entre otras técnicas, manifestó lo siguiente: «Ni el dolor que sufro por todo mi cuerpo ni el bloqueo de mis caderas son míos. Fue tan intenso el dolor emocional que experimenté como niña debido a la enfermedad osteoarticular de mi madre que, incapaz de transitar ese sufrimiento, decidí replicar su síntoma. Fue un acto inconsciente de fidelidad familiar, una forma de honrar su vida sufriendo como ella. Prolongué este patrón incluso después de la muerte de mi madre para mantenerla viva a través de mi dolencia. En mi caso, la enfermedad y el dolor huelen a casa y son una forma de expresión de mi deseo de seguir perteneciendo al clan. Es un patrón tan arraigado en nuestra estirpe que se me hace muy difícil soltarlo». Sin embargo, finalmente logró liberar su dolor.

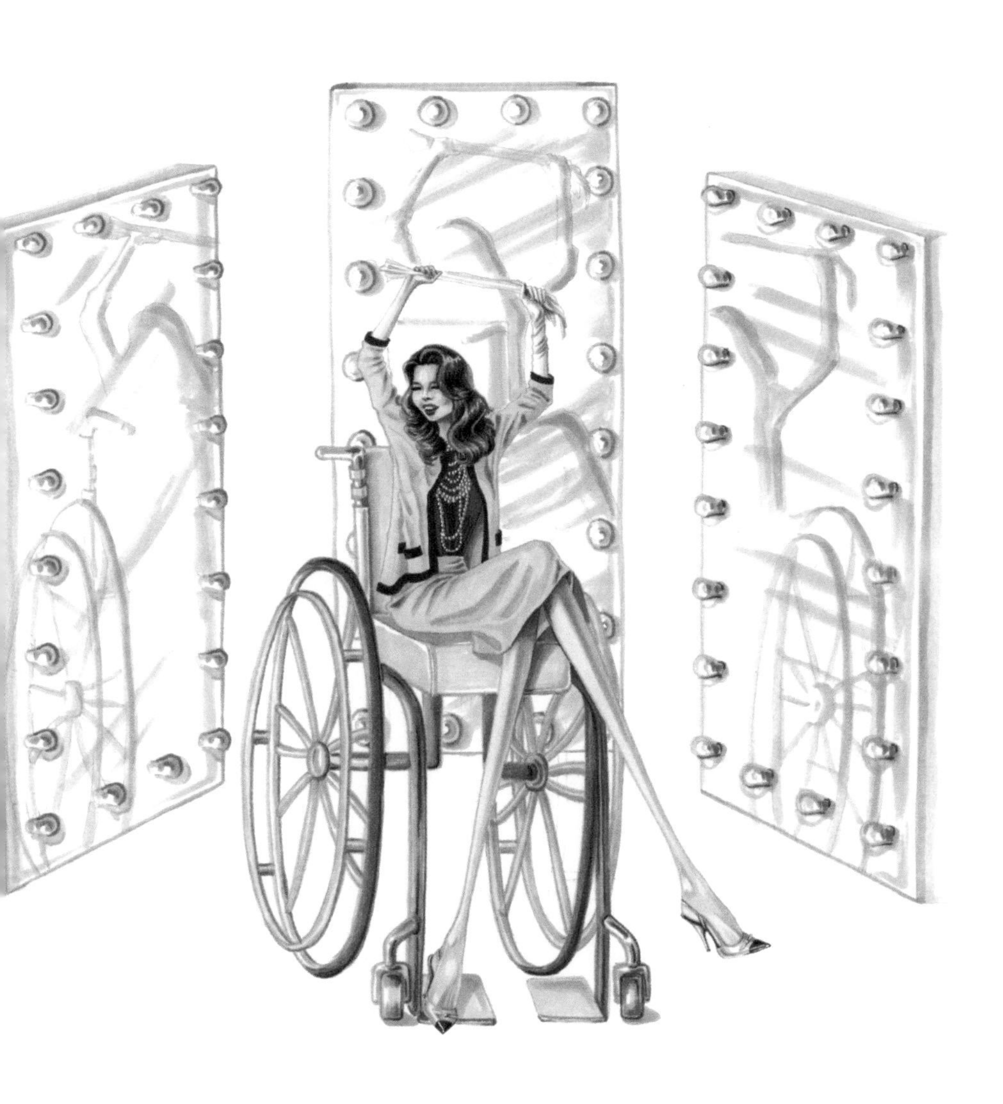

12

# PROFUNDIZANDO EN LA INFLUENCIA DEL CEREBRO SOBRE NUESTRA PIEL

Pensamientos, creencias y estilos de vida se traducen en información celular, reflejándose en la piel a través de signos como ojeras y arrugas prematuras.

En este nuevo paradigma de cuidado holístico de la piel, es esencial reconocer nuestro poder para creer y crear. Nuestro inconsciente no tiene la capacidad de distinguir entre aquello que es real y lo que es imaginario. Para comprobarlo, basta con observar cómo responde nuestra biología a ciertos estímulos, como los que recibimos a través de una pantalla de cine. Aunque no estamos viviendo realmente lo que se muestra, nuestro cuerpo reacciona (por ejemplo, cuando alguien salta desde lo alto de un edificio). Así que también creas lo que crees.

En el capítulo 11 hemos explicado cómo los pensamientos repetitivos, las ideas preconcebidas, los miedos reales o imaginarios o los hechos del pasado no resueltos impactan en nuestro psiquismo y, aunque a veces no encuentren una correspondencia directa con nuestra realidad presente, los arrastramos como una amenaza o preocupación.

Ahora añadiremos que, en función de la tonalidad conflictual de esa amenaza o preocupación (nivel de estrés), nuestras glándulas suprarrenales liberan adrenalina y cortisol, inhibiendo el sistema inmunológico y deteniendo la regeneración celular. Además, los niveles de cortisol pueden incrementarse hasta un 50 % por encima de lo recomendable. Al tratarse de una respuesta hormonal automática, a menudo no somos conscientes de la repercusión que esto tiene en la salud de nuestra piel.

¿Cómo puedo contribuir a frenar esa descarga hormonal nociva para mi piel? Empieza por aplicar los once principios del orden bello desarrollados en el capítulo 2, el resto fluirá naturalmente.

En la tercera parte del libro vamos a desarrollar a modo práctico lo que me gusta llamar *Skin Conscious Care*,* una rutina de belleza que incluye incorporar el cuidado consciente de la piel a partir de tu propia escucha.

Para guiarte hacia ese objetivo, empecemos a construir las bases. Los pensamientos recurrentes sobre nosotros mismos, nuestro entorno, sistema de creencias y estilo de vida generan emociones que se convierten en información para nuestra conciencia celular. Esta información también es captada por nuestros receptores cutáneos y se manifiesta en nuestra piel de diversas formas: ojeras, piel cansada, falta de luminosidad, arrugas más marcadas, envejecimiento prematuro, hiperhidrosis y otras manifestaciones como el acné, la rosácea o la celulitis, tal como hemos analizado.

## EMOCIONES Y COLÁGENO

Muchas de las situaciones que creamos satisfacen los antojos bioquímicos a los que somos adictos. Sí, has leído bien: somos adictos a sustancias como el cortisol, la adrenalina, las endorfinas y la dopamina, y tendemos a crear escenarios que desencadenen la cascada hormonal a la que estamos enganchados. Esto puede manifestarse de manera saludable, a través del deporte y la alimentación, o de maneras no tan saludables, como el consumo de alcohol, tabaco, mantener relaciones tóxicas o incluso excederse en la práctica de ejercicio físico. La parte positiva de esto es que nuestra adicción a estas sustancias representa una excelente oportunidad para sacar a la luz nuestras estructuras, creencias, necesidades y heridas y decidir qué hacer con ellas.

En la primera parte del libro hemos abordado cómo estados emocionales como la ansiedad, la frustración, la desesperanza o el miedo pueden dañar las fibras de colágeno. Estas emociones, a las que podemos estar enganchados sin darnos cuenta, tienen el potencial de convertirse en una fuerza nociva cuando intentamos bloquearlas, anularlas o cuando luchamos contra ellas.

Te propongo un itinerario para que aprendas a atravesar las olas emocionales de forma práctica. Acompáñame.

## SIN PERMISO NO HAY CAMBIO

Para que el cambio sea posible, nuestra energía tiene que estar disponible. Así como sin permiso no hay cambio, sin energía no hay acción. Todo es cuestión de frecuencias: si vibro en la carencia, no puedo alcanzar la abundancia; si me congelo en un duelo, no me permito vivir en plenitud; si soy presa del miedo, mi estructura celular no está en óptimas condiciones; si me critico frente al espejo, no puedo potenciar mi belleza plenamente. Por eso, vamos a explorar, solo a modo de enunciado, tres grandes áreas que pueden condicionar tu sistema de creencias (capítulo 3). El objetivo es que, a través de la toma de conciencia, puedas liberarte de ataduras familiares, prenatales o transgeneracionales que condicionan tu libre albedrío.

- Herencia familiar o transgeneracional (capítulo 3).
- Las experiencias que configuran tu «base», estructuradas en tres períodos:
    - La preconcepción (proyecto sentido). El proyecto sentido o preconcepción es un concepto poco explorado en la medicina convencional, pero tiene un papel des-

tacado en la perspectiva holística de varias disciplinas, incluida la descodificación de los síntomas. Esta mirada toma en cuenta las razones por las cuales tus progenitores decidieron engendrarte, y sugiere que estas podrían fundamentar las causas de situaciones «no deseadas» que persisten en tu vida más allá de tu libre albedrío. Como dice Marie-Noëlle Maston-Lerat, «es el conjunto de elementos significativos en la historia de un individuo, empezando un año antes de su nacimiento y extendiéndose hasta su primer año de vida, que contribuyen a la construcción de los fundamentos existenciales de su ser».[1]

- La vida intrauterina. Impactos recibidos durante tu período gestacional.
- Los primeros años de vida (comprendidos entre los doce meses y los seis años aproximadamente).

• Los episodios de tu vida contemporánea que no has podido resolver y reverberan como un conflicto activo.

## VAMOS A PRACTICAR

Tomar conciencia es un primer paso para desarmar las creencias o pensamientos que drenan nuestra energía celular. El ejercicio que encontrarás a continuación está diseñado para ayudarte a identificar en qué situaciones operas en modo piloto automático y cuándo, por el contrario, tomas decisiones de manera libre, coherente y respetuosa contigo misma. Toma un lápiz y responde con sinceridad. Dedica el tiempo que consideres necesario. Respira profundo antes de contestar a las preguntas:

1. ¿Experimento emociones recurrentes como rabia, resentimiento, miedo, culpa, traición, abandono, etc., a la hora de enfrentar retos o situaciones conflictivas?
2. Si la resolución del conflicto no es de mi agrado, ¿tiendo a culpar a los demás en lugar de asumir mi responsabilidad?
3. ¿Considero que todo lo que pienso es verdad?
4. ¿Me doy permiso para sentir mis emociones desde el cuerpo?
5. ¿Siento que soy libre de construir mi vida sin que el pasado me detenga?
6. ¿Soy capaz de elegir y comprometerme en lo que es bueno para mí?
7. ¿Soy excesivamente indulgente o crítica conmigo misma?
8. ¿Confío en mí misma?
9. ¿Me amo y valoro como soy?
10. ¿Me respeto a mí misma?

11. ¿Me doy permiso para explorar nuevas experiencias sin culpa o miedo?
12. ¿Me siento libre de vivir mis sueños?
13. ¿Me engancho habitualmente al mismo patrón de conducta?
14. ¿Estoy viviendo una etapa de estrés sostenido en el tiempo?
15. ¿Siento que el miedo gobierna mi vida?
16. ¿Experimento habitualmente frustración en mi vida?
17. ¿Me carcome la rabia, pero no quiero aceptarlo?
18. ¿Me comparo habitualmente con los demás?
19. ¿Se apodera de mí la desesperanza cuando las cosas no se ajustan a mis expectativas o deseos?
20. ¿Hago frente a mis conflictos de manera independiente, encontrando mi propia voz? ¿O mis decisiones y respuestas reflejan la voz de papá o mamá, que replico a través de sus mandatos?
21. ¿Me siento libre desempeñando mi profesión?
22. ¿Me he planteado alguna vez una vida lejos de los convencionalismos? ¿Me siento libre de manifestar mis deseos más inconfesables?
23. ¿Sé decir que no sin que me coma la culpa?
24. Aun siendo adulta, ¿sigo haciendo cosas para contentar a mamá o a papá?

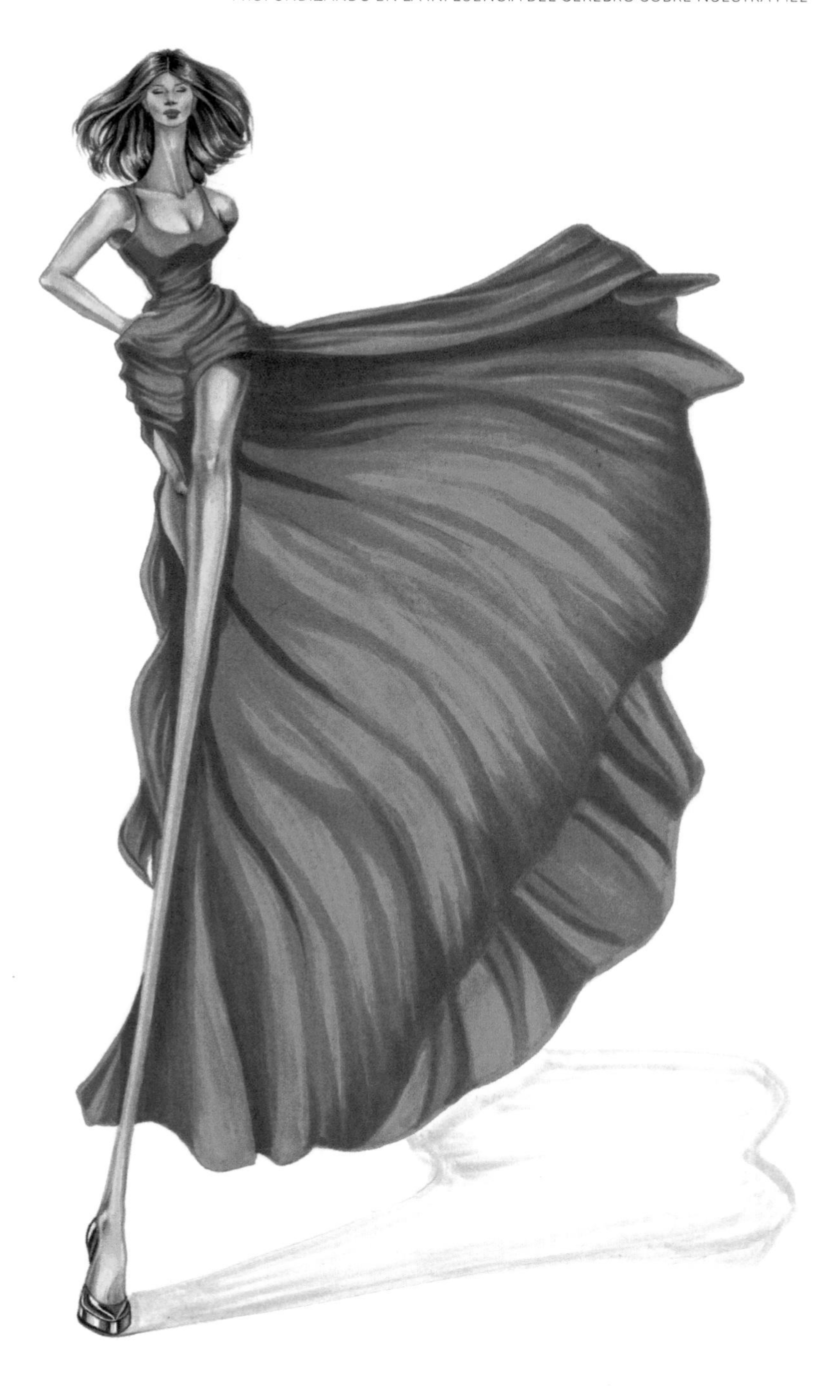

13

# HACIA UNA NUEVA COSMÉTICA: DEL SILENCIO A LA ESCUCHA

Unos años antes de 1928, previo a descubrir el sistema floral que lleva su nombre, el doctor Edward Bach administraba remedios preparados (nosodes),[1] basándose en los rasgos arquetípicos de la personalidad en lugar de los síntomas físicos externos. Bach sostenía que nuestras debilidades deberían ser contrarrestadas con virtudes compensatorias. Afirmaba: «Luchar contra una falta incrementa su poder, ya que mantiene nuestra atención fuertemente enfocada en su presencia y nos lleva a la batalla. El mayor logro que podemos esperar es la conquista por supresión. Poner toda la conciencia en desarrollar la virtud que anularía la falta es la auténtica victoria».[2]

Siguiendo la afirmación de Bach, extraigo dos grandes conclusiones que puedes aplicar en el día a día de tu cuidado personal:

- La cosmética convencional opera en un mundo de constante lucha —enfocada en lo «anti-»—, centrada en corregir deficiencias (ojeras, bolsas, manchas, etc.) mediante la conquista por supresión (anular el síntoma).
- En contraste, la cosmética emocional aborda los problemas desde su origen, desarrollando y potenciando las virtudes necesarias para eliminar las deficiencias, lo que la convierte en una aliada para lograr resultados orgánicos, duraderos y holísticos (una auténtica victoria).

Podemos extrapolar esta victoria a cualquier ámbito de nuestra vida. Enfocarnos en la carencia o en la lucha mantiene nuestra atención centrada en la batalla. Cuando ponemos el foco en desarrollar nuestras propias virtudes, ya sean físicas, intelectuales, emocionales o conductuales, la victoria está asegurada. ¿Imaginas tu mundo sin tener que correr en busca de nada porque ya lo eres todo?

La estructura social que se ha desarrollado en torno al capitalismo nos aleja mucho de nuestra realidad energética y emocional. Las heridas, carencias e inseguridades son interpretadas como defectos para los que hay que salir a buscar una pastilla que los cure. Atendemos a unas supuestas necesidades externas, creyendo erróneamente que estamos cubriendo las internas. De esta manera, lo único que conseguimos es llenar nuestro universo con pseudonecesidades que orbitan alrededor de una necesidad esencial no atendida. El movimiento es interno. Desarrollar la escucha en silencio nos pone sobre la verdadera pista. ¿Qué le sienta bien a mi piel? El propósito de estas páginas es darte herramientas para que puedas empezar a cuidar tu piel desde la escucha activa, con independencia de modas, marketing y necesidades particulares. Tu piel te habla, recuérdalo.

## EL MUNDO EXTERIOR A TRAVÉS DE LOS SENTIDOS

Este mundo exterior que creemos conocer y al que a veces nos aferramos es, en realidad, una interpretación subjetiva creada por nuestro cerebro, y por tanto, una experiencia personal y única. Hemos constatado a través de la física cuántica que la vida que nos rodea es un universo invisible y silencioso de ondas electromagnéticas que vibran a determinadas frecuencias, que operan de manera similar a los circuitos de una radio, donde su mecanismo esencial reside en la capacidad de sintonizar ciertas frecuencias mientras se excluyen otras. Sin esta resonancia, no podríamos sintonizar ninguna emisora, ni nuestro cerebro podría interpretar colores, sonidos, olores, sabores, emociones o las sensaciones que nos genera el contacto piel con piel, etc.

En la primera parte de este libro te he presentado a dos de los receptores sensoriales de la piel, los Pacini y los Meissner.

En realidad, todos nuestros sentidos —vista, audición, olfato, gusto y tacto— funcionan a través de una variada gama de receptores sensoriales, que captan y transforman ondas en impulsos químicos y eléctricos. Es nuestro cerebro el que obra la verdadera magia, interpretando estos impulsos y convirtiendo meras frecuencias en colores vibrantes, melodías cautivadoras, olores intensos y sensaciones tangibles, creando el mundo tal como lo percibimos.

El rojo, por poner un ejemplo, no es una propiedad intrínseca de un objeto, sino una interpretación cerebral que parte de una longitud de onda. Y lo mismo ocurre con los sonidos, olores, sabores y el contacto, que a través de la piel, nuestro cerebro traduce en sentimientos, emociones, sensaciones, textura o brillo.

## VOLVIENDO AL LENGUAJE DE LA PIEL

Como acabamos de constatar, la realidad que vemos no es una realidad exterior, sino una percepción electroquímica interpretada por nuestro cerebro, que crea el mundo que percibimos. Esta percepción es a su vez modulada subjetivamente por nuestra historia personal y familiar, por nuestras creencias y cultura. Todo esto constituye un «filtro personal», una «interfaz vibratoria» que aplicamos a la realidad. Como bien señala Bruce H. Lipton: «No vemos el mundo como es, sino como somos. Somos víctimas de nuestras creencias, pero podemos cambiarlas».[3] Por eso, prácticas como la meditación son tan importantes; aumentan nuestra consciencia y expanden nuestra longitud de onda, lo que nos hace más sensibles a percibir e interpretar nuevas realidades, algo similar a pasar de 3G a 5G.

En esta realidad subjetiva de interpretaciones en la que vivimos, no poseemos verdadera libertad, ya que cualquier evento exterior será interpretado por nuestra interfaz, que resuelve lo que sentimos en relación con nuestros condicionantes inconscientes. Por eso es esencial recordar el pilar sobre las creencias expuesto en el capítulo 3, donde hemos hablado de que la percepción de amenaza es la base del estrés oxidativo. Es importante entender que los mecanismos de supervivencia que desarrollamos en la infancia, o más tarde, tienden a repetirse de manera automática en nuestro mundo interior a lo largo de nuestra vida, a menos que ampliemos nuestra consciencia para liberarnos de estos mecanismos. Esta replicación es una de las razones por las que dolencias como psoriasis, dermatitis, piel seca, celulitis o grasa se manifiestan de manera cíclica o recurrente y se vuelven crónicas; perpetuamos una enfermedad o dolencia porque percibimos, interpretamos y resolvemos las señales del mundo exterior desde la misma interfaz.

Existe una relación no directa, sino por resonancia, entre el acontecimiento y el síntoma, convirtiéndose este último en una señal que intenta desesperadamente ser escuchada. ¿Y qué solemos hacer? Intentamos silenciarla.

## EL PODER TRANSFORMADOR DE LA COSMÉTICA EMOCIONAL

La neurocientífica Candace B. Pert afirma que «las emociones no están solo en la cabeza. Existe una conciencia celular; hay sabiduría en cada una de las células, y cada célula tiene receptores en sí misma».[4] Esto incluye las células de la piel, que por esta razón responden a estímulos energéticos. La cosmética emocional vuelve a ser muestra de ello.

Diferenciada radicalmente de los métodos tradicionales, se centra no solo en la superficie de la piel, sino en la modulación de la percepción y la respuesta emocional a nivel celular. Cada célula de nuestro cuerpo posee esa conciencia de la que habla Pert, receptores que modulan la información al ser expuestos a frecuencias altamente armonizadas. Esto facilita un cambio perceptivo de la información que llega por el entorno, a través de las creencias automatizadas, etc., y libera los mecanismos automáticos inconscientes. La respuesta se traduce en una nueva información donde el antiguo síntoma no tiene cabida. Es necesario entender claramente este mecanismo de acción para integrar que, si mi conciencia celular individual deja de percibir el entorno como una amenaza, el síntoma (es decir, la solución adaptativa), que es una consecuencia esta percepción, se diluye porque deja de tener sentido biológico. Estamos curando de raíz, no tapando agujeros.

El mensaje que la piel recibe gota a gota y día a día mediante la aplicación de un cosmético vibracional replica una nueva información que consigue modificar la percepción del estímulo (ej.: lo que pienso de mí delante del espejo, lo que considero una amenaza de mi entorno, mi baja autoestima, etcétera) que mis condicionantes internos —mis creencias— perpetúan. Si mi discurso ante el espejo varía, la química de mi cerebro cambia, y esto repercute directamente en la piel.

La cosmética emocional, en este sentido, está en línea con enfoques innovadores como el de Tausk,[5] quien empleó la hipnosis en pacientes con psoriasis para modificar la respuesta interna, reformulando la percepción de los estímulos externos. Demuestra así que cuando cambiamos la interpretación de nuestro mundo y la mirada que tenemos de nosotros mismos, nuestra piel se transforma.

## UN BAÑO DE BOSQUE PARA LA PIEL

Conectar con la naturaleza de una manera única, utilizando la frecuencia de flores, plantas, árboles, gemas y remedios homeopáticos, o dicho de otra manera, su inteligencia superlativa, se traduce en información energética de calidad y se interpreta en salud. Así, un cosmético vibracional no solo actúa a nivel de la epidermis, transforma nuestra rutina de belleza en un auténtico baño de bosque, accesible en cualquier momento del día.

## ¿IMAGINAS LOS EFECTOS EN TU PIEL DE UN BAÑO DE BOSQUE SIN ESTAR EN EL BOSQUE? VAMOS A VER QUÉ DICEN LOS EXPERTOS

La naturaleza tiene sus propias frecuencias, cuyo fascinante comportamiento es digno de estudio. Para comprender plenamente lo que pueden hacer por nosotros, deberíamos investigar más a fondo. Científicos como Stefano Mancuso y Daniel Chamovitz han explorado cómo las plantas perciben el mundo. Mancuso señala, por ejemplo, que ellas poseen más de 700 perceptores sensoriales, permitiéndoles interactuar de maneras complejas con su entorno y con nosotros.[6] Chamovitz añade que, aunque las plantas no tienen ojos, ven, que sin nariz, huelen, y sin oídos, oyen.[7] La investigadora Mónica Gagliano, por su parte, sugiere que las plantas usan y emiten sonidos (Hz) para crecer y comunicarse.[8]

A pesar de la evidencia emergente sobre el alcance terapéutico o medicinal de las plantas, algunos sectores siguen escépticos, descartando los beneficios de los remedios naturales como efectos placebo. Resulta cuando menos irónico y sin duda arrogante, considerando que, mientras nosotros estamos limitados a solo cinco sentidos, las plantas tienen hasta sesenta. En cuanto a mí, continúo con mi labor de investigación, buscando secuencias exactas que demuestren cómo la piel interpreta estas frecuencias vegetales.

Numerosos testimonios de usuarias de Cosmética Emocional® reflejan cambios notables no solo en la apariencia de la piel sino en su bienestar emocional y físico general. Me comentan cosas como: «No sé ponerle palabras, me miro al espejo y algo en mí ha cambiado»; «Me veo radiante, es como si mi piel reluciera por dentro»; «Me atrevo a ponerme pantalón corto de nuevo, porque he hecho las paces con mi cuerpo». Estas experiencias subrayan cómo la inteligencia de las plantas resuena con la inteligencia celular humana de manera que los receptores de esa conciencia celular, tal y como los define la neurocientífica Candace B. Pert, entran en contacto con el armónico campo de resonancia de la planta para afinarse al igual que un diapasón a un instrumento.

Lo hemos visto en los resultados de las mediciones con BioWell® (capítulo 9) —cómo el campo emocional de un individuo se reestructura cuando entra en contacto con un cosmético vibracional— y lo iremos viendo a medida que la tecnología nos permita seguir encontrando evidencias que abran la puerta a la cosmética vibracional como una nueva propuesta con resultados nunca antes explorados.

## LA NEUROCOSMÉTICA Y LA COSMÉTICA EMOCIONAL

La neurocosmética es un innovador campo en desarrollo que aborda el cuidado de la piel desde un nuevo enfoque. Se trata de una disciplina relativamente nueva (principios de siglo XXI), que se apoya en la neurociencia para verificar que los principios activos que utiliza muestran una actividad sobre el sistema nervioso cutáneo, mejorando el campo emocional de la persona y su bienestar. En ese sentido, representa un paso más dentro en campo de la belleza y el cuidado personal, que se acerca mucho más al lenguaje de la piel. Podríamos pensar que la neurocosmética y la cosmética emocional comparten el mismo enfoque o utilizan idéntico mecanismo de acción. Y aunque es cierto que ambas tratan de atravesar el lenguaje obsoleto de la cosmética convencional, tienen claras diferencias:

- La neurocosmética está documentada en la neurociencia, la cosmética emocional, en un principio físico: el principio de resonancia y en la física cuántica.
- La neurocosmética interactúa con el sistema nervioso a través de compuestos químicos y neurotransmisores, mientras la cosmética emocional se nutre básicamente de la energía de la naturaleza, utilizando plantas, remedios homeopáticos, gemas, hidrolatos, pétalos de flor, etc., elaboradas a nivel vibracional que recoge su información energética.
- La neurocosmética estimula el sistema nervioso, implicándose en la homeostasis de la piel, la cosmética emocional incide en la conciencia celular individual que responde al estímulo energético. Cuando la inteligencia vegetal en armonía se aplica en la piel, es captada a través de los receptores cutáneos, por resonancia, dando como resultado una nueva respuesta en la piel. De esta manera, liberamos a la piel de los estados emocionales que dejan rastro en nuestra envoltura, como el estrés, cansancio, resentimiento, angustia, desesperanza, rabia o tristeza, restableciendo un estado emocional armónico.
- La neurocosmética se centra en encontrar la respuesta a través de la estimulación del sistema nervioso, la cosmética emocional envía una información energética —como hemos visto en el ejemplo de los gongs tibetanos

o la musicoterapia—, obteniendo una respuesta física, emocional, mental y, me atrevo a decir, espiritual.

La cosmética emocional está asentada en leyes físicas (principio de resonancia), y tanto la evidencia empírica como los resultados obtenidos a través de las mediciones energéticas demuestran su eficacia.

## ENTRE LA PIEL Y EL ALMA

Integrar esta nueva apertura de consciencia en el cuidado de la piel puede ser desafiante al principio. Sin embargo, te aseguro por experiencia que este cambio ofrece la maravillosa posibilidad de vivirte desde un lugar coherente, orgánico y disfrutable. Te invito a que continuemos este hermoso viaje floral entre la piel y el alma.

Hace casi cien años, el Dr. Edward Bach nos sorprendía con un nuevo método vibracional y energético que estudiaba el comportamiento de casi 38 especies florales. Postulaba que ellas interactúan con nosotros a través de su comportamiento. Hoy sabemos que las esencias también trabajan sobre los campos energéticos que rodean el cuerpo físico y sobre la piel. Un sistema vibratorio (nuestro cuerpo y campo receptor) es estimulado por otro sistema vibratorio (la energía floral) de frecuencia resonante igual o similar. Cuando dos sistemas de energía son resonantes, esa misma energía se amplifica (ej.: los instrumentos). Por eso para mí la aplicación de brumas vibracionales tiene tanta importancia. La información de la flor, definida por su propia naturaleza vegetal, resuena con las cualidades particulares que se encuentran en el alma humana y las amplifica.

De esta manera, los estímulos ambientales se transforman en percepciones internas y respuestas físicas. Al internalizar este principio, podemos comenzar a apreciar cómo ajustes sutiles en nuestro entorno pueden influir profundamente en nuestro bienestar general.

Para aprovechar plenamente los beneficios de la cosmética emocional, sugiero expandir sus métodos de aplicación de las siguientes maneras:

- **Vía tópica**: aplicando productos directamente sobre la piel, facilitamos que los receptores cutáneos capturen la energía de esencias vibracionales, homeopatía, gemas y aceites esenciales. Esta energía se transmite al cerebro, que responde enviando señales que pueden mejorar el estado de la piel y el bienestar emocional.
- **Combinación con aparatología**: utilizando tecnologías de radiofrecuencia, luz pulsada (aproximadamente 700 nm) y ultrasonidos, podemos potenciar los efectos de los tratamientos. Según principios de resonancia física, cuando dos sistemas de energía vibran en armonía, su energía conjunta se amplifica, resultando en beneficios más notables y rápidos. Hemos comprobado los resultados empíricamente.
- **Vía oral**: tomando preparaciones como hidrolatos, elixires y mixturas, extendemos la influencia de la información floral a través del cuerpo. Al diluirse en el agua corporal, estas preparaciones armonizan por resonancia el bienestar físico y emocional desde dentro hacia fuera.

«La piel, mapa donde se dibujan
nuestras alegrías y tristezas.»

Antonio Gala

# PARTE TRES

# PRIMEROS PASOS PARA PRACTICAR LA COSMÉTICA EMOCIONAL

14

# LAS ESTACIONES DE LA PIEL: *BEAUTY RHYTHMS*

Es obvio que la piel no se expresa igual en primavera que en invierno. La exposición o exposoma, como ya hemos visto anteriormente, varía en función de la estación del año —viento, sol, frío...—. Nuestra predisposición emocional también cambia. Eso significa que sin considerar factores como la epigenética, el momento emocional, *bioshock* o situación personal que estemos atravesando, la simple llegada del otoño o del verano modifica nuestra energía y, con ella, también la de nuestra piel.

Te invito a explorar conmigo el cuidado emocional de la piel según las distintas estaciones del año. Para esta experiencia hemos incorporado algunos conceptos de la medicina tradicional china (MTC), una disciplina milenaria reconocida por considerar la armonía del organismo con los ciclos naturales como un elemento clave para nuestra salud y bienestar.

Esta práctica sencilla y eficiente nos permite adaptar nuestro cuidado personal a la estación del año, reflejando lo que verdaderamente somos: pura naturaleza. Es una manera orgánica y bella de conectar nuestro cuidado personal a los ciclos de la vida.

# INVIERNO

## EL CAMINO HACIA UNO MISMO A TRAVÉS DE LA PIEL

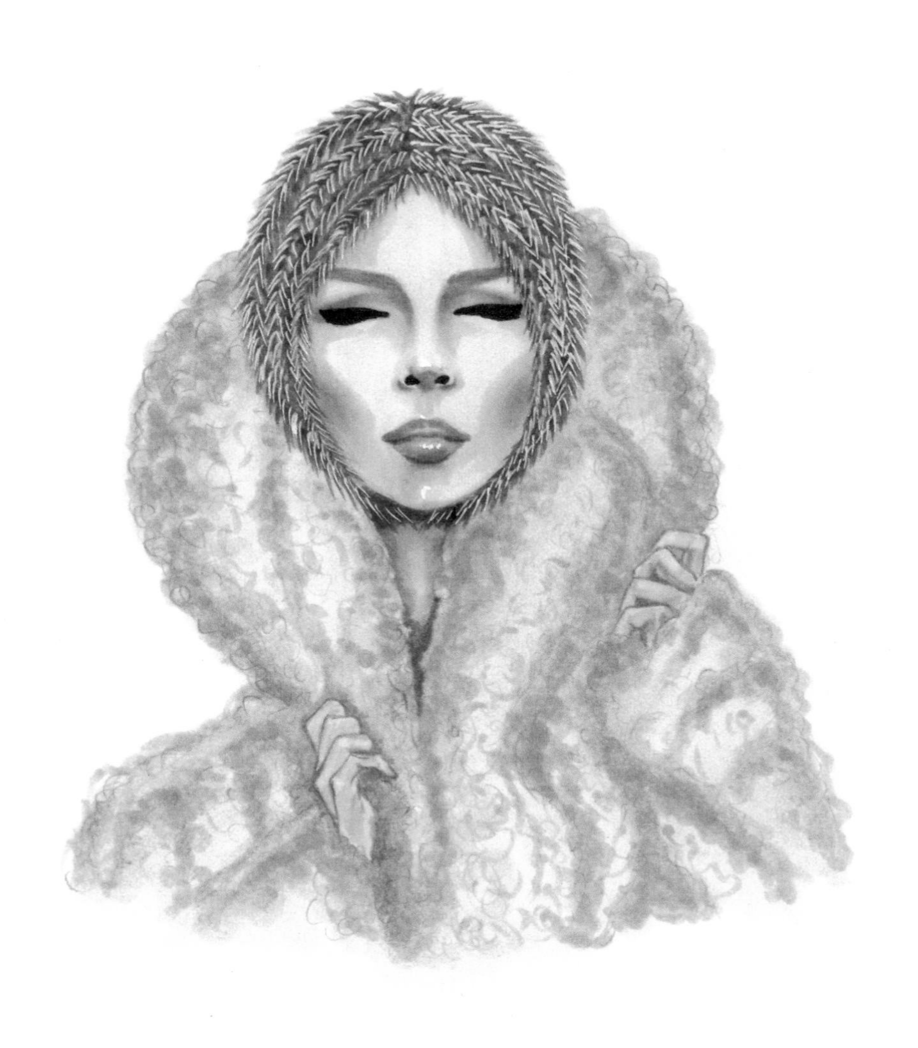

Etimológicamente, la palabra en español proviene del latín *hibernum*, que también encontramos en el término *hibernar*. En la MTC, el invierno simboliza el agua y la energía yin. Por ello encarna la estación más propicia para revisar nuestro sentir profundo, limpiar las emociones estancadas y soltar aquello que ya no se alinea con nuestro propósito vital. Es una invitación a bucear en nuestro interior y, con una mirada amorosa, revisar aquellos asuntos pendientes, conversaciones a medias, sueños olvidados, viejos rencores, etc.

Estos meses de menos luz y más frío nos invitan al recogimiento y la introspección. Es tiempo de bajar el ritmo, mirar hacia dentro, nutrir nuestra vida interior, contemplar, descansar y conservar la energía que más adelante debe explosionar.

La naturaleza nos muestra una inteligencia cíclica repleta de belleza y bienestar. Animales, plantas y árboles esperan pacientemente un nuevo despertar, confiados en la sabiduría de los ciclos de la vida.

En el caso de los seres humanos, esta estación nos pide platos calientes y nutritivos, con alimentos oscuros o negros y caldos. Como señala la especialista en acupuntura Susana Duatis, en invierno es importante no ensuciar. Por eso hay que tener en cuenta que esta no es una estación para limpiar el organismo, y que un détox en una estación energéticamente inapropiada puede llevar al organismo hacia la desarmonía.

Los riñones, según la MTC, son considerados el órgano yin de invierno. Estos gobiernan la estación más fría jugando un papel vital en el almacenamiento de energía. Son los encargados de las filtración de líquidos, el impulso y la longevidad. Protegerlos del frío a través de baños calientes, infusiones o utilizar un *haramaki* (una prenda japonesa similar a una faja para proteger la parte central del cuerpo del frío), por ejemplo, nos ayudará a mantenerlos con un buen nivel de energía. (Ver capítulo 12, conflicto emocional sobre la retención de líquidos.)

### ASPECTOS CLAVE DEL INVIERNO

Para sintonizarnos con los ciclos vitales,* cada estación presenta particularidades a las que debemos prestar especial atención:

- **Órganos que rigen la estación**: el riñón (órgano yin) y la vejiga (órgano yang).
- **Color al que debemos recurrir**: negro.
- **Sabor natural a considerar**: salado.
- **Elemento destacado**: agua.
- **Emoción que se puede magnificar y a la que debemos acompañar**: el miedo.

## LAS EMOCIONES Y LA PIEL

La piel, tanto a nivel emocional como en su interacción con el exposoma, tiende a mostrarse más seca. Esto es natural, pues nos encontramos en un estado energético más profundo (yin), y la piel pierde parte de su esplendor, su *glow* se atenúa. Es el momento ideal para nutrirla tanto externa como internamente y asegurarnos de que, al llegar la primavera, comiencen a manifestarse los resultados. El exposoma juega a la contra, por eso deberemos prestar especial atención a la hidratación, tanto interna como externa, para mantener la salud de la piel.

La estación invernal también nos expone a estar más sensibles a cambios emocionales, para los que debemos estar preparados. Es importante normalizar que pasaremos más tiempo en casa y con la piel cubierta. Esto hace que sea un momento óptimo para revisar si me siento a gusto con las personas que tengo cerca o de lo contrario me siento alejada de algo o alguien. Como ya hemos explicado en anteriores capítulos, la sequedad responde emocionalmente a un conflicto activo relacionado con el contacto impuesto o la falta de él, en contextos de estrés por separación o por no poder separarme de... Por ejemplo, en mi caso, lo que más añoro durante la época invernal es caminar con la piel desnuda cerca del mar.

El miedo —emoción relevante de la estación—, es la interpretación emocional de lo que nuestro cuerpo percibe como una amenaza. Esa amenaza genera una tensión que se traduce como estrés. Cuando el estrés se vuelve crónico y las glándulas suprarrenales producen cortisol y adrenalina de manera recurrente, el exceso de hormonas se convertirá en toxicidad celular que acabará afectando a la célula, propiciando el estrés oxidativo.

## TRATAMIENTOS EN LA PIEL

Dado que el miedo es la emoción predominante durante esta época, es importante prestar especial atención a las áreas de nuestro rostro asociadas con esta emoción, así como a los puntos que expresan congestión, pérdida, desesperación, frustración, ira o autorrepresión, de acuerdo con el Mapa Emocional de Reflexo Facial (MERF)* desarrollado por Cosmética Emocional®.[1] En invierno debes tratar con mayor conciencia estas áreas:

- Ojeras
- Párpados
- Bolsas
- Mentón

A nivel nutritivo, es recomendable usar regularmente mantecas (como la de karité) y aceites vegetales enriquecidos con esencias y plantas para hidratar adecuadamente la piel. Durante estos meses es esencial proporcionar a la piel ese plus de hidratación, limpieza y depuración, procurando ensuciar lo menos posible. Cuidar la energía del riñón también implica aliviar congestiones faciales así como bolsas bajo los ojos u ojeras. Los tratamientos de automasaje, facial Kobido o drenaje linfático facial serán claves en esta estación.

## ALIMENTAR A LA PIEL EN INVIERNO

Debemos priorizar dietas que nos aporten calor, optar por cocciones más largas y lentas que nos permitan dar mayor energía a nuestro cuerpo y elegir aquellos alimentos que, de forma natural, sean más salados o picantes. Algunos imprescindibles son:

- **Sésamo negro**
- **Uva negra**
- **Moras**
- **Cereales**
- **Legumbres**
- **Raíces y tubérculos**
- **Frutos secos, como almendras o nueces, y semillas**
- **Otros como algas (hiziki), miso, arenques**

## TRES RECETAS: COLÁGENO, CALCIO Y PROTEÍNA

### *Caldo de huesos*

El caldo de huesos es un plato delicioso, ideal para nutrir tu organismo durante el invierno. Ofrece una serie de propiedades valiosas en esta temporada, gracias a su rico contenido en nutrientes y minerales esenciales para los días fríos. Además de ser una fuente excelente de colágeno, también disminuye la inflamación de forma significativa. Es recomendable usar huesos ecológicos para su preparación. Puedes disfrutarlo tanto por la mañana como por la noche, ¡o en ambos momentos!

**Modo de preparación**

Este caldo es una infusión a base de huesos de distintos animales que puede hacerse con ternera, cerdo, pollo o una mezcla de todos o algunos de ellos. Comienza lavando bien los huesos y colócalos en la bandeja del horno para tostarlos a 180ºC durante 15 minutos para que nuestro caldo de huesos quede con un bonito color tostado y con más sabor. Necesitamos una olla grande donde meter entre seis y diez huesos tostados junto a cinco o seis litros de agua. Deja infusionar 24 horas o algo menos si lo quieres más ligero. Puedes utilizar una olla de cocción lenta o una normal, pero controlando que no se quede sin líquido. Cuando lleve cinco o seis horas, destapamos y retiramos la espuma y exceso de grasa con un colador. Al terminar, retira los huesos y cuela el caldo. Se puede consumir en dos o tres día, o bien congelar.

### *Infusión de invierno*

Este es un *must* que puedes adaptar a cualquier época del año, aunque en invierno te sabrá a gloria. Es una receta fácil, reconfortante y muy beneficiosa para la piel. Solamente necesitas:

- Anís estrellado: 2 estrellas
- Semillas de hinojo: 10 g
- Semillas de cardamomo: 10 g
- Melisa seca: 5 g

**Modo de preparación**

Mezcla con agua filtrada caliente, lleva a ebullición. Apaga, tapa y deja reposar 5 minutos.

### *Wok de judías azuki con alga hiziki, verduras y caballa*

Este plato destaca por su alto valor nutricional, aportando energía esencial para la estación con grasas monoinsaturadas —imprescindibles en las etapas de peri- y postmenopausia—, vitaminas A, B, C y E, además de minerales como potasio, fósforo, yodo, calcio y proteínas.

**Modo de preparación**

Comienza dejando las algas en remojo durante aproximadamente una hora y los azukis, durante 24 horas. Escurre y mete los azukis y las algas en una olla amplia. Cubre con el triple de agua, cuece y reserva. Corta la verdura al gusto, mezcla y cocina en olla convencional, exprés, al vapor o como prefieras, utilizando el agua del remojo de las algas como líquido para cocinar. Por último, saltea todo en el wok con ajo, aceite de oliva virgen extra y sésamo negro. Decora con caballa ecológica y sirve con tu aderezo favorito.

# PRIMAVERA

## DRENAR ES SOLTAR TODO AQUELLO QUE YA NO FORMA PARTE DE MI PROPÓSITO VITAL

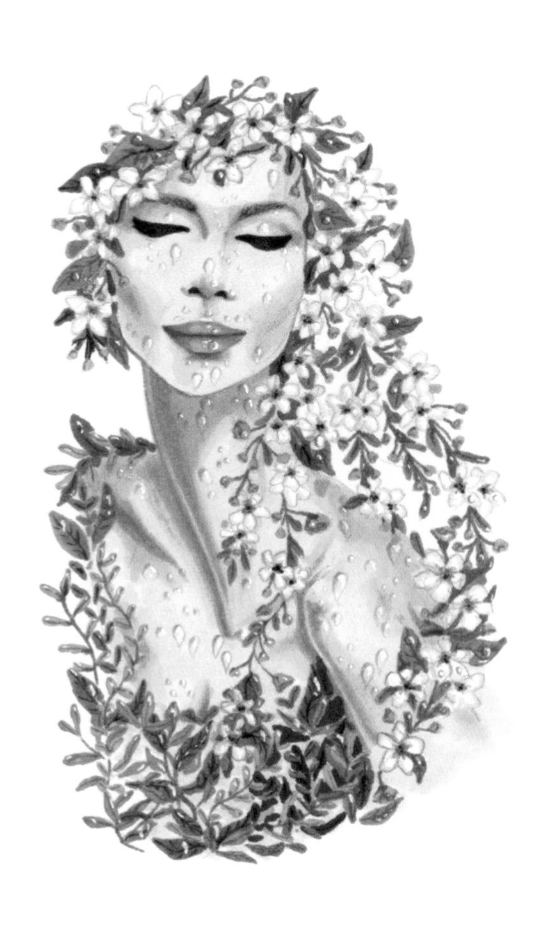

La palabra *primavera* proviene del latín vulgar *prima vera*, que significa literalmente 'primer verdor' y da nombre a la estación en donde todo florece, se vuelve verde y renace después del invierno. Es tiempo de desperezarse, florecer y abrir el organismo. Un momento ideal para practicar détox tanto emocional* como físico (ya que ambos procesos se refuerzan y complementan mutuamente). Nuestra piel también se despierta. La energía comienza a subir otra vez. Si hemos hecho bien los deberes, la información interna que hemos reprogramado durante el invierno debe fluir a través de los canales colectores del riñón, permitiéndonos soltar definitivamente aquello que no contribuye a nuestro propósito de vida. Gritar, llorar y dejarse mecer por el viento es otra manera de desprenderse de lo que no nos sirve para dar espacio a un flujo creativo de expansión y movimiento que nos nutrirá durante la estación más floral del año.

## ASPECTOS CLAVE DE LA PRIMAVERA

- **Los órganos que rigen la estación**: hígado (órgano yin) y vesícula biliar (órgano yang).
- **Color al que recurrir**: verde.
- **Sabor natural a considerar**: ácido.
- **Elemento destacado**: madera.
- **Emoción que se puede magnificar y a la que debemos acompañar**: ira.

## LAS EMOCIONES Y LA PIEL

Además de un détox, otro objetivo fundamental de la primavera es brillar con luz propia, esa luz que nos pertenece como seres humanos y que a menudo desatendemos por miedo. No conozco una sola planta que deje de florecer por temor a lo que la planta vecina pueda pensar. La primavera es sinónimo de creatividad y flexibilidad, una energía que se expande en todas direcciones, propiciando la floración, incluso en nuestra piel. Drenar, tanto física como emocionalmente, y llenar nuestros días de actividades creativas será clave durante la estación de las flores, las tardes soleadas y la polinización.

En cuanto a manifestaciones en la piel, la celulitis está estrechamente vinculada al funcionamiento del hígado y la vesícula biliar, órganos clave en primavera. Es importante revisar si la emoción ligada al conflicto aumenta durante la estación, como el compararse con los demás sintiendo que no se está a la altura, la infravaloración o una mirada crítica y destructiva ante el espejo. Estas actitudes pueden conducirnos directamente a la ira y la frustración con gran facilidad potenciando nuestra celulitis. (Ver capítulo 12.)

## TRATAMIENTOS EN LA PIEL

Las migrañas y dolores de cabeza, a menudo más frecuentes durante estos meses, están también relacionados con bloqueos en el hígado y la vesícula biliar, afectando el brillo de nuestra piel. Estos síntomas pueden estar emocionalmente vinculados a la rabia reprimida, congestión mental, autoexigencia, exceso de actividad cerebral, obsesiones, y la incapacidad de expresar nuestras verdaderas emociones. Otros factores como la irritabilidad, insatisfacción sexual, orgullo, rigidez y la resistencia a fluir con la vida también contribuyen.

En contraste, si nos enfocamos en la energía de la expansión y el florecimiento, nuestra energía se elevará, mejorando la expresión de nuestro rostro con un brillo y luz renovados. La zona orbicular (especialmente la parte externa del ojo) se convierte en protagonista. Mediante la acupuntura facial también puedes trabajar la vesícula biliar.

A nivel cosmético, es aconsejable buscar tratamientos descongestionantes, como un buen sérum o productos más ligeros que una manteca, para masajear los puntos clave de la estación y liberar tensiones. Si no utilizas cosmética emocional, añade unas gotas de esencias florales a tus cremas como Holly, Willow o Crab Apple. Considera tratamientos en cabina como la radiofrecuencia, ultrasonidos y/o presoterapia, que ayudan a eliminar la celulitis acumulada y preparan tu piel para expresarse libremente, dándole la bienvenida a un rostro y cuerpo con el efecto piel de vacaciones.

## ALIMENTAR A LA PIEL EN PRIMAVERA

En primavera es recomendable que nuestra alimentación incluya abundantes verduras de color verde. Recuerda que debemos favorecer la función de los órganos fetiche de la estación. Puedes modificar las técnicas de cocción utilizadas en invierno, optando por métodos más ligeros y rápidos. También es el momento ideal para empezar a incorporar el sabor ácido o agrio en nuestros platos y en la dieta general. En mi lista de alimentos imprescindibles para esta temporada incluyo las 4 A:

- **Acelgas**
- **Apio**
- **Alcachofas, entre otras verduras de color verde**
- **Aguacate**

## TRES RECETAS: VITAMINAS, MINERALES Y FIBRA

### *Zumos de limón*

El ácido es el sabor característico de la primavera, por lo que incorporar zumos de limón a tu dieta es una excelente idea. En equilibrio, los ácidos fomentan la secreción biliar, ayudan a desintoxicar el cuerpo, previenen estancamientos y tonifican el hígado y la vesícula biliar, mejorando así la salud de tu piel. Considera añadir unas gotas de esencia floral de Milk Thistle y Dagger Hakea para movilizar la energía del hígado y potenciar estos beneficios.

### *Infusión de primavera*

Te propongo una infusión diseñada específicamente para movilizar la energía del hígado, un órgano clave en el cuidado de nuestra piel, especialmente durante esta estación:

- Cardo mariano: 20 g
- Alcachofera: 10 g
- Boldo: 10 g
- Desmodium: 10 g

**Modo de preparación**

Lleva a ebullición los ingredientes durante 3 minutos, luego deja reposar la mezcla 5 minutos. Consume esta infusión a lo largo del día para maximizar sus beneficios para la salud del hígado. Puedes añadir una gotas de tintura de Fumaria para estimular la secreción biliar.

### *Ensaladas*

Un básico imprescindible en primavera. Las hojas verdes deben ser las grandes protagonistas en tus ensaladas. No olvides incluir *toppings* nutritivos para potenciar la salud de la piel. Añade semillas, levadura nutricional, bayas, algas, psyllium, gomasio, germinados, entre otros. Estos ingredientes no solo enriquecen el sabor de tus ensaladas, sino que también aportan beneficios significativos para el cuidado de tu piel.

# VERANO

## LA EXPRESIÓN DE TU PIEL
## ES EL LENGUAJE DE TU ALMA

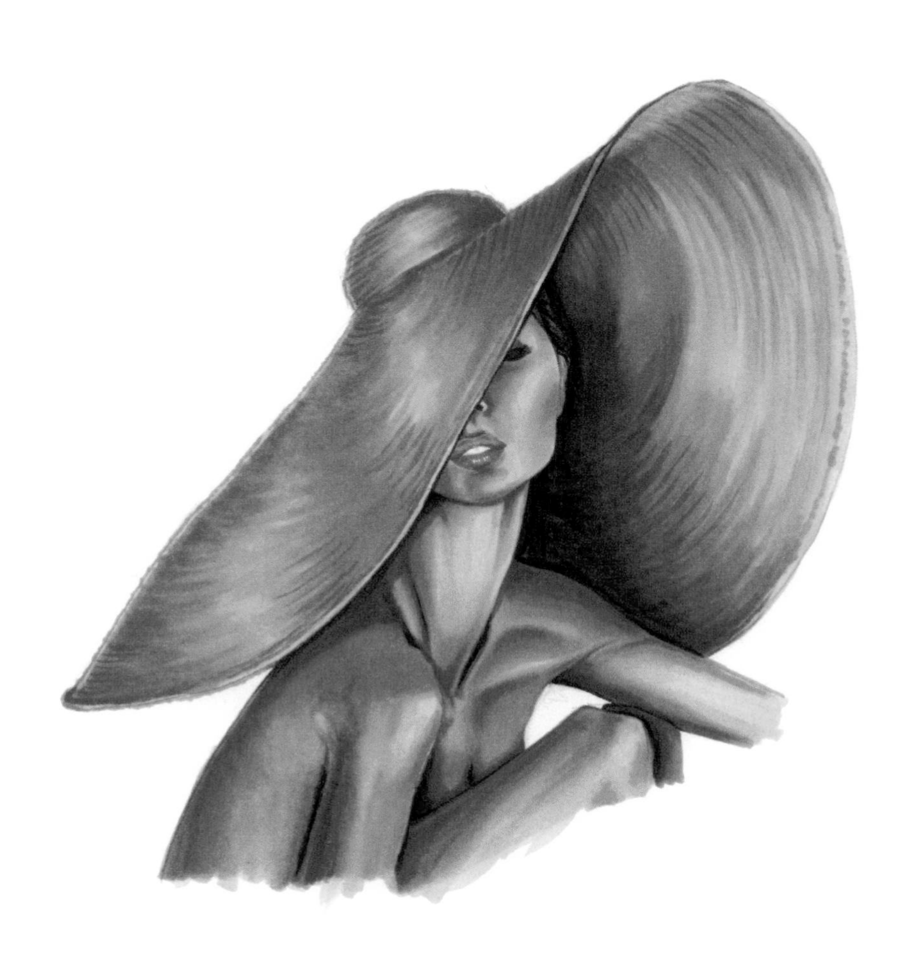

En nuestro idioma tenemos dos palabras para referirnos a la estación más cálida del año, *verano*, proveniente del latín *veranum*, asociada al aumento de la temperatura propio de estos meses, y *estío*, del latín *aestīvum*, que usamos para referirnos a todas las cosas relacionadas con el verano.

El verano, definido en la MTC como la estación yang por excelencia, representa una explosión de energía: días llenos de calor, luz y vida al aire libre. El sol, un gran aliado por su efecto antidepresivo y como fuente de vitamina D, desempeña un papel clave en la revitalización de nuestras células y el fortalecimiento del sistema inmune, preparándonos con energía y defensas robustas para el invierno. Es ideal aprovechar las primeras horas de la mañana o las últimas de la tarde para absorber esos veinte minutos esenciales de energía solar (estrictamente dentro de esos horarios y no más de 20 minutos sin protección solar), que nos ayudan a fijar la vitamina D.

El verano también es el momento óptimo para mostrar la piel, salir, socializar. Esta estación simboliza la materialización de nuestros planes y visiones. ¡Así que aprovecha al máximo y disfruta de ello!

### ASPECTOS CLAVE DEL VERANO

- **Órganos que rigen la estación**: el corazón (órgano yin), intestino delgado (órgano yang), complementados por el pericardio (yin) y el triple calentador (yang).
- **Color al que recurrir**: rojo.
- **Sabor natural a tener en cuenta**: amargo.
- **Elemento destacado**: fuego.
- **Emoción que se puede magnificar y a la que debemos acompañar**: alegría.

## EMOCIONES Y PIEL

El secreto del verano es simplemente conectar con la alegría, el fuego, la pasión y aligerar la mente (según la MTC, la mente está asociada con el corazón). Es el momento ideal para beber de esa fuente y sentir el deseo, tanto propio como por la vida. Ya está todo hecho, ahora es tiempo de hacer nada. Sin el no.

## TRATAMIENTOS EN LA PIEL

En sintonía con la emocionalidad de la estación y la energía del corazón, nos sumergiremos en un mundo de rojo, utilizando esencias florales que favorecen nuestra expansión (Zinnia, Nasturtium, Hibiscus, Mountain Pride, Alpin Lily...). Aprovecharemos para practicar el automasaje facial, una técnica que puedes realizar incluso en la playa o durante las vacaciones, disfrutando de tu momento de *Skin Conscious Care*.

Los tratamientos recomendados para el verano se centran en el disfrute y el descanso. Masajear diariamente nuestras zonas genitales, por ejemplo, fomentará esa conexión con el fervor de la vida y la sexualidad. Recuerda que el placer, una fuente de dopamina, es ese espacio creativo donde el cuerpo encuentra su forma de expresión, de sentir la vida y sentirse vivo. Las endorfinas y la serotonina completarán el proceso.

A las personas a quienes el exceso de calor les causa malestar, así como aquellas que trabajan en verano, pueden centrarse en dos puntos del rostro ubicados en ambas sienes, zonas de rigidez, dureza, ira, dolor emocional, envidia, odio o ausencia de compasión según el MERF.[2] Es importante masajear sin aplicar demasiada presión para evitar el dolor. Simplemente con apoyar ligeramente el dedo o un lápiz facial ya estaremos facilitando la liberación emocional.

## ALIMENTAR LA PIEL EN VERANO

La clave es ingerir alimentos no procesados, sin cocciones demasiado largas o elaboradas, y evitar también el picante.

**Apuesta al rojo también en la alimentación:**

- **Fresas, frambuesas**
- **Sandía**
- **Cerezas**
- **Tomates**

**Y a los alimentos frescos:**

- **Hoja verde**
- **Ensaladas**
- **Menta**
- **Albahaca**

## TRES RECETAS: AGUA, CALCIO, POTASIO Y FÓSFORO

### *Gazpacho verde con jengibre y perlitas de AOVE*

**Ingredientes:**

- 1 pepino
- ¼ de aguacate
- 1 calabacín grande
- 300 ml de agua o crema de coco
- 3 cucharadas de aceite de oliva virgen extra (AOVE)
- 2 hojas de menta o hierbabuena
- 1 pizca de jengibre en polvo
- Sal natural
- Vinagre de arroz

**Modo de preparación**

Mezcla todos los ingredientes en una licuadora hasta obtener una mezcla homogénea. Sirve bien frío y decora al gusto.

### *Crema fría de melón y coco*

Receta de mi madre. Con esta receta revertirás la oxidación, ayudarás a prevenir la aparición de manchas, además de hidratar y tonificar la piel.

**Ingredientes:**

- ½ melón o un melón entero para una sopa más ligera
- 300 ml de crema de leche o de coco
- ½ yogur griego
- 3 hojas de menta

**Modo de preparación**

Licúa todos los ingredientes hasta obtener una crema suave. Sirve bien fría y decora con hielo picado y hojas de menta o albahaca. Opcional: añade una bola de yogur o queso para untar helado.

## *Agua osmotizada de verano*

### Ingredientes:

- 1 jarra de agua osmotizada
- El jugo de 1 limón
- Hojas frescas de menta
- 10 ml de una mezcla floral o hidrolato de albahaca, verbena y mirto verde

### Modo de preparación

Añade todos los ingredientes a la jarra de agua. Como recomendación adicional, incorpora unas gotas de esencia floral Pretty Face para una carita de ángel. Sirve fría para una hidratación revitalizante durante el verano.

# VERANO TARDÍO O VEROÑO
# LA QUINTA ESTACIÓN

## LA BELLEZA ES EL FIEL REFLEJO DEL AMOR Y EL RESPETO HACIA NOSOTROS MISMOS

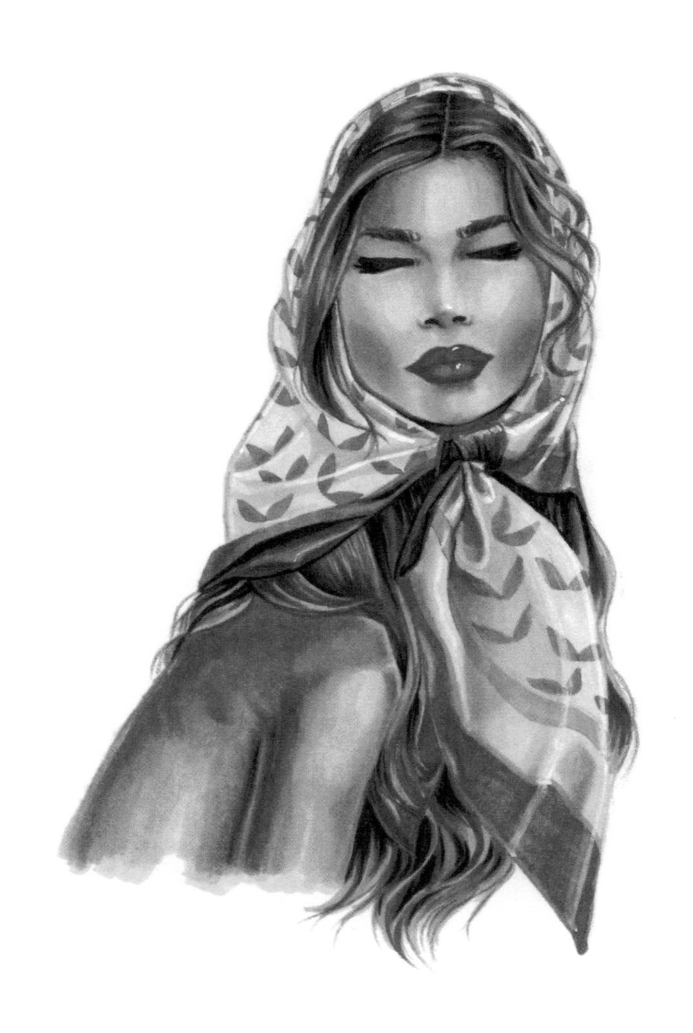

Para la MTC, los meses de septiembre y octubre representan el verano tardío o la «quinta estación», un momento absolutamente romántico marcado por el cambio del amarillo del fuego veraniego al naranja tostado de las primeras hojas de otoño, calabazas y zanahorias. Las tardes se vuelven más frescas y la intensa luz del estío se suaviza con la caricia de los rayos del atardecer. Es la estación del dulzor y los betacarotenos, a la que me gusta llamar veroño. Es una época de transición que marca el inicio del descenso de nuestra energía, y nos prepara gradualmente para el equinoccio, en donde, al igual que los árboles que sueltan sus hojas, la naturaleza nos invita a despojarnos de ornamentos emocionales para reintegrarnos a la matriz que nos sostiene.

### ASPECTOS CLAVE DEL VERANO TARDÍO

- **Órganos que rigen la estación:** bazo-páncreas (órgano yin) y estómago (órgano yang).
- **Color al que recurrir:** gama de naranjas, marrones, ocres y amarillos.
- **Sabor natural a tener en cuenta:** dulce.
- **Elemento destacado:** tierra.
- **Emoción que se puede magnificar y a la que debemos acompañar:** la preocupación.

## EMOCIONES Y PIEL

La energía del recogimiento puede ser un obstáculo para los amantes del verano, propiciando el estancamiento y un cierto bloqueo relacionado con el inicio de la disminución de la luz. Para muchos, no solo para quienes nacimos en esta estación, septiembre marca un nuevo comienzo. Dejamos atrás la magia veraniega, que a menudo nos envuelve en un halo de libertad y sueños de cambio, para enfrentarnos de nuevo con la realidad de nuestras vidas. Esto puede disparar la emoción propia del veroño: la preocupación, que es una de las razones por las cuales muchas afecciones cutáneas como la rosácea, la dermatitis o la psoriasis tienden a reaparecer durante este tiempo. Aunque muchas opiniones apuntan al exceso de sol como el gran responsable de estas afecciones, en mi opinión nuestras emociones no expresadas son el factor más importante.

Para ayudarte a tomar decisiones y enfrentar los cambios, te invito a aprovechar la energía de otro órgano clave de la estación: el estómago. Conocido como el segundo cerebro, nuestro sistema digestivo produce y almacena aproximadamente el 90% de la serotonina de nuestro cuerpo, sustancia responsable de nuestro bienestar. El estómago representa lo visceral: lo que no tragamos, repudiamos o callamos, pero también lo que digerimos y celebramos. Su expresión, ya sea silenciosa o bloqueada, nos habla de injusticia, desengaño, sufrimiento, rabia o traición. Por lo tanto, entrar en contacto con lo visceral será esencial para mantener el brillo de la piel.

Perdonar y perdonarte, superar el resentimiento, aceptar el error y darte permiso para abrazar aquello que todavía no estás dispuesto a digerir serán algunos de tus aliados para vivir tu piel en plenitud.

## TRATAMIENTOS EN LA PIEL

El enfoque de tratamiento durante esta estación se centrará en atenuar la preocupación, el trastorno obsesivo-compulsivo (TOC) y las obsesiones. Estas preocupaciones, ya sean reales o imaginarias, contribuyen al envejecimiento. Esto también se debe a que, ante la preocupación, las glándulas suprarrenales liberan cortisol y adrenalina, inhibiendo el sistema inmunológico o alterando otros órganos o sistemas, deteniendo la regeneración saludable del cuerpo.

Las personas que se identifiquen con este perfil deben prestar especial atención a su cuello, cuya estética puede verse afectada por la obsesión con la perfección, el rechazo, la vergüenza, la impureza, el orgullo y el aislamiento, entre otros factores. La zona orbicular de los ojos adquiere protagonismo, especialmente en áreas como las bolsas y las ojeras, donde se encuentran dos puntos del estómago relevantes según la MTC.

## ALIMENTAR LA PIEL EN VEROÑO

El naranja es el color distintivo de esta estación y puedes asociarlo con la nutrición de tu piel y lo dulce a través de esos alimentos que naturalmente poseen un sabor endulzado y contribuyen a una energía más estable. Presta especial atención a los alimentos de raíz y tierra, como la calabaza, el boniato y la zanahoria.

## TRES RECETAS: PECTINA, RESVERATROL Y BETACAROTENOS

### *Infusión de cascarilla de cacao*

La cascarilla de cacao posee un alto potencial digestivo, que actúa eliminando bacterias nocivas del intestino. Contiene una considerable cantidad de pectina, que funciona como un absorbente intestinal potente para eliminar toxinas. Además, ayuda a retardar la oxidación celular y tiene propiedades diuréticas y antiinflamatorias.

**Modo de preparación**

Hierve la piel de las semillas de cacao (una cucharada pequeña por ración) durante unos minutos hasta obtener el color característico del cacao. Cuela y endulza al gusto. También puedes prepararla en infusión con un filtro y acompañarla con unos trozos de chocolate al 80 %.

### *Vendimiar la piel con monodieta de uva*

La introduje en mi rutina gracias a la ya fallecida Suzanne Powell, y desde entonces, esta dieta ocupa un lugar destacado durante la temporada de vendimia. Puedes optar por uno, dos, tres, cuatro y hasta 7 días de monodieta, si te atreves (siempre con la aprobación de un especialista).

La uva, rica en vitaminas A, B, C y E, además de fósforo, calcio y yodo, ofrece un potente efecto détox y estimula la desintoxicación de la sangre. Su contenido en resveratrol ayuda a eliminar impurezas de la piel, otorgándole un aspecto radiante, mientras que sus polifenoles previenen la degradación del colágeno y la elastina, manteniendo la elasticidad y firmeza de la piel.

### *Crema de calabaza*

Esta crema nunca pasa de moda y puedes personalizarla con un toque especial de jengibre, crema de coco, gomasio, aceite de oliva virgen extra (AOVE), semillas y kuzu, un aderezo considerado entre los *top* 11 de los alimentos medicinales. ¡No podrás vivir sin ella!

# OTOÑO

«ÉL SE ENAMORÓ DE SUS FLORES Y NO DE SUS RAÍCES, Y EN OTOÑO NO SUPO QUÉ HACER.» ANÓNIMO

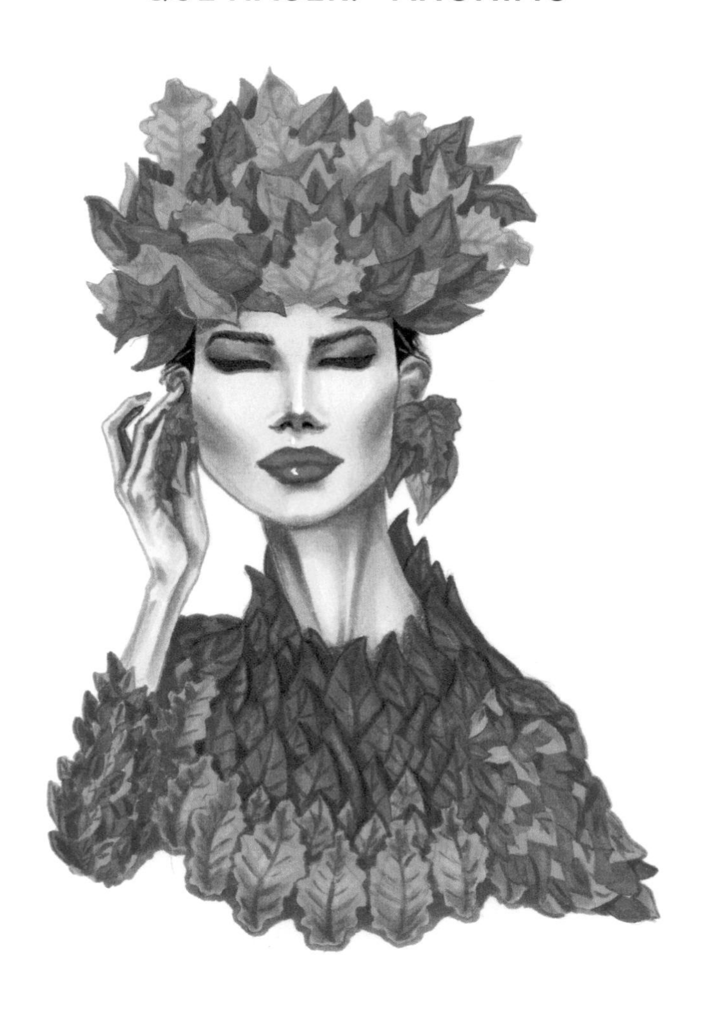

En francés se dice *automne*, en inglés *autumn*, en italiano *autunno*. Los antiguos latinos usaban *autumnus*, de donde proviene nuestro término *otoño*. Según algunas hipótesis, la raíz común de esta palabra es *augeo*, *auctus* o *auxo*. Todas ellas sugieren crecimiento e incremento, la plenitud del año asociada a la cosecha y la abundancia propia de esta estación. Hay un sentido de auge, esplendor o culminación. Es interesante notar el carácter efímero de esta plenitud que tiene lugar justo en el momento previo a la caída de las hojas, lo que manifiesta una similitud con los ciclos de la vida, donde nuestro otoño podría ser el apogeo de nuestra existencia. Es una etapa de gran importancia, tanto para la naturaleza como para los seres humanos.

Los equinoccios son tiempos adecuados para dejar ir. Sin embargo, antes de adentrarnos en los tratamientos de otoño, quiero hacerte una advertencia: no siempre estamos en condiciones de soltar. Hay épocas en la vida de tanto vacío, que incluso dejar ir algo tan pequeño como una lenteja puede resultar abrumador. Por eso es esencial que escuches a tu cuerpo para saber si está disponible, preparado y suficientemente «lleno» para soltar. Abrazar la pérdida es un buen ejercicio para seguir adelante. Los tonos naranja tostados, ocres, teja, cámel y tierra nos acompañan en el paisaje, invitándonos poco a poco a dirigir la mirada hacia nuestro interior.

### ASPECTOS CLAVE DEL OTOÑO

- **Órganos que rigen la estación**: pulmón (órgano yin) e intestino grueso (órgano yang). Según la MTC, la piel está estrechamente vinculada a los pulmones.
- **Color al que recurrir**: blanco.
- **Sabor natural a tener en cuenta**: picante.
- **Elemento destacado**: metal.
- **Emociones que se pueden magnificar y a las que debemos acompañar**: melancolía y pena.

## EMOCIONES Y PIEL

El descenso de energía se palpa en el ambiente, se refleja en la sequedad de la piel, arrugas más marcadas, labios agrietados, tos seca y estreñimiento... La turgencia cede lugar a un sentimiento de decaimiento que intensifica la nostalgia. Es hora de soltar lo viejo, reducir la intensidad de las actividades al aire libre, aliviar las preocupaciones y aumentar las horas de descanso. Es necesario dejar atrás el exceso de compromisos, las demandas, expectativas, exigencias, fatiga y robustez, para dar paso a una respiración fluida, oxigenada, tranquila y llena de vida y seguridad. No te preocupes excesivamente por la piel; si realizas un buen trabajo emocional y centras la atención en los pulmones y el intestino grueso, los resultados llegarán por sí solos. El otoño es un momento de presencia total, en el que, como los árboles que pierden sus hojas, nos desprendemos de lo superfluo. Vuelve a ti y pregunta a tus pulmones qué o quién es necesario para respirar con plenitud, sosteniéndote en esta confiada desnudez. Conéctate con el órgano que te da vida y presta atención a tu respiración, tus deseos y tu esencia. Enraizarnos nos permite abrir los brazos y soltar. Es desde este estado emocional que debes comenzar tu proceso de desintoxicación, no antes.

## TRATAMIENTOS EN LA PIEL

Es tiempo de brumas, hidrolatos y aceites esenciales, ideales también para usar en difusores y ambientar tus espacios. Comienza a disfrutar de baños cálidos, alguna que otra sauna, infusiones florales y un extra de hidratación, tanto literal como figuradamente. En otoño, el olfato adquiere especial relevancia, así que vamos a estimularlo como un elemento prioritario de nuestra rutina otoñal. Nos podemos centrar en liberar conscientemente la zona de las comisuras de la nariz, relacionada con la aprensión, la ansiedad y el desasosiego, y fomentaremos su apertura para estimular el olfato. Además, masajear el surco nasogeniano y las comisuras de la boca, áreas vinculadas al resentimiento, nos ayudará a liberar el intestino grueso de retenciones emocionales. Considera usar la esencia Willow para facilitar este proceso de liberación.

## ALIMENTAR LA PIEL EN OTOÑO

Comenzamos a preparar platos más cálidos con cocciones más lentas, aunque sin exceder los 15 minutos de cocción. Volvemos a hacer más vida en casa, también a la hora de comer y cenar. Incorporamos alimentos que la estación nos ofrece, destacando aquellos de color blanco que nutren órganos clave, como la piel. Algunas ideas incluyen:

- **Jengibre**
- **Cebolla**
- **Ajo**
- **Chirivía**
- **Nabo**
- **Coliflor**
- **Hinojo**
- **Pera**
- **Arroz**
- **Almendras**
- **Puerro**
- **Repollo**

Algunos de estos alimentos tienen un sabor picante, lo cual los hace ideales para fortalecer nuestro sistema respiratorio. De hecho, todos los alimentos que facilitan el movimiento de las mucosas contribuyen a reforzar el sistema inmunológico, preparándonos para la próxima estación. Durante este período, podemos combinar alimentos de la tierra, como la calabaza, con los de color blanco. Además, a medida que avanza la estación, es el momento adecuado para comenzar a consumir naranjas y aprovechar su aporte de vitamina C.

## TRES RECETAS: SELENIO, FIBRA Y COLÁGENO

### *Ensalada templada de boletus*

Prepárate una rica y saludable ensalada utilizando todos los alimentos que el otoño nos ofrece, acompañada de una mezcla de setas templadas. Estas setas son ricas en hierro, fósforo, yodo, magnesio, selenio, calcio, potasio, zinc, y vitaminas A, B1, B2, B3, C y D. Son ideales para prevenir la oxidación celular.

### *Infusión de otoño*

Imprescindible para cuidar la piel. Recuerda que los pulmones también ayudan a regular la apertura y cierre de los poros. Además, es el momento perfecto para empezar a disfrutar de infusiones calientes que reconfortan cuerpo y alma. Te propongo esta mezcla:

- Melisa: 10 g
- Yemas de pino: 10 g
- Llantén: 20 g
- Hibisco: 5 g
- Puedes añadir té blanco, ideal para la piel

**Modo de preparación**

Hierve todos los ingredientes juntos durante 3 minutos, deja reposar otros 3 minutos y ¡listo para disfrutar!

### *Caldo de tomillo con cebolla*

Una receta de mi madre. Vamos a utilizar dos potentes antibióticos naturales que benefician nuestra piel en otoño. Necesitarás:

- 1 litro de caldo de huesos, rico en colágeno
- Tomillo fresco al gusto
- 3 cebollas dulces
- Un chorrito de agua de mar
- Un huevo
- kuzu
- 2 rebanadas de pan
- queso rallado

**Modo de preparación**

Hierve el caldo de huesos con el tomillo, las cebollas, el agua y el aguda de mar durante 10-15 minutos o usa una olla a presión. Una vez hervido, retira el tomillo, añade el kuzu, el huevo, dos rebanadas de pan o tostadas y queso rallado al gusto. Gratina y ¡listo para servir!

15

# RECETARIO PARA UNA PIEL DE LUJO

Invierno, primavera, verano, veroño u otoño, no importa en qué estación del año nos encontremos para integrar todos o algunos de los alimentos de esta selección. El foco de este libro no son las recetas, sino el cuidado emocional de la piel que he querido reforzar a través de ellas. He creído conveniente ofrecer una pincelada sobre los alimentos medicina y algunos esenciales para la despensa, pues una mirada holística incluye, por supuesto, la nutrición física.

Elegidos según mi experiencia como naturópata y tras años de haberlos integrado tanto en mi dieta como en la de mis consultantes, aquí presento un *top* 11 de cuidados nutricionales y emocionales para el bienestar integral del cuerpo y el alma.

## 11 ALIMENTOS MEDICINA PARA NUTRIR CUERPO Y ALMA

**1. Té de perejil.** ¡Pues sí! Esta humilde hierba está dentro de nuestro listado de imprescindibles para el cuidado de la piel durante todo el año. Funciona como un remedio excelente para las digestiones lentas. Gracias a su alto contenido en fibra ayuda a regular el tránsito intestinal. Además, la clorofila te protege de la inflamación, su poder détox es maravilloso. Rico en minerales y vitamina C, el perejil ayuda a prevenir la oxidación celular. Por eso, su consumo habitual ayuda a potenciar la firmeza de la dermis. Su aceite esencial es ideal para la prevención de las manchas solares. Puedes consumir el perejil de diferentes formas: crudo como condimento en tus platos, añadido a tus zumos naturales o infusionado, como en este caso. De esta forma, aprovechamos todas sus propiedades al máximo.

**2. Grasas monoinsaturadas presentes en huevos, nueces, aguacates, aceite de oliva o pescado azul (caballa, boquerón)**, por ejemplo. Es un tipo de grasa alimentaria saludable, vital para la hidratación, el *glow* y ese efecto turgente que nos encanta. Para nosotras es fundamental en períodos de peri- y postmenopausia.

Estos alimentos son siempre una opción muy saludable si se quieren ingerir ácidos oleicos y linoleicos, así como vitaminas A, B, C y E; minerales como el potasio, fósforo y calcio; proteínas y vitaminas del grupo B. Pueden ayudar a reducir el colesterol LDL y a desarrollar y mantener las células.

**3. Piensa en naranja: betacarotenos.** Cuando se trata de alimentos que nutren nuestra piel, es obligado mencionar aquellos que son ricos en betacarotenos, pues colaboran con la síntesis de colágeno. Además, actúan como antioxidantes y son fundamentales para el mantenimiento de la función barrera de la piel. ¿Pero qué son exactamente los betacarotenos? Son pigmentos que forman parte del grupo de los carotenoides y son responsables del vibrante color naranja de muchos alimentos. Los alimentos que contienen betacarotenos son también una excelente fuente de vitamina A, como las zanahorias, la calabaza, los melocotones, los albaricoques y los boniatos. Con esta variedad de alimentos, tienes múltiples opciones culinarias, desde la preparación más sencilla, como un refrescante *smoothie* frutal en verano, hasta una reconfortante crema de calabaza y zanahoria en los meses de invierno.

**4. Alimentos ricos en triptófanos.** Aquí podemos incorporar infinidad de ingredientes ricos en triptófano, un aminoácido esencial que promueve la liberación de serotonina. Esta es un neurotransmisor indispensable que regula el estado de ánimo, el apetito o la libido, y que termina su cadena transformándose en melatonina, un *top* para tu piel. Algunos de estos alimentos son: cereales integrales (arroz y avena), frutos secos, espinacas, berros, semillas (sésamo, calabaza, girasol), apio, chocolate negro, huevos, aguacate, plátano, carne (pavo, pollo), pescado azul, zanahorias.

**5. Chocolate.** No podía faltar en esta selección. En todas sus formas, texturas o presentaciones culinarias, pero siempre con un contenido superior al 70 % de cacao. Este alimento previene la oxidación celular y el placer que produce su consumo activa nuestros neurotransmisores, recreando escenas placenteras que a su vez producirán la liberación de endorfinas, y con ello, la fiesta está servida...

Toma nota de los ingredientes de este delicioso pastel:

- Chocolate (en polvo o para derretir)
- Azúcar de coco (puedes sustituirlo por xilitol)
- Ghee
- Levadura ecológica
- Harina de coco, almendra, trigo sarraceno (o la que prefieras)
- Claras batidas a punto de nieve

Mezcla todos los ingredientes hasta obtener una masa homogénea (incorpora las claras en movimientos envolventes para mantener su volumen). Vierte la mezcla en un molde previamente engrasado y hornea en horno precalentado a 180 °C durante 30 minutos.

**6. Zumo de apio en ayunas.** ¿Conoces todo lo que el apio puede hacer por tu salud y la de tu piel? Consumido sobre todo en ayunas es un aliado a la hora de potenciar nuestra salud gastrointestinal. Sus propiedades ayudan a recomponer y equilibrar los jugos gástricos, preparando el sistema digestivo para manejar las ingestas del día con éxito. Además, su alto contenido en agua (90 %) lo convierte en un excelente colaborador para hidratar, limpiar toxinas y aportar luminosidad a la piel. Su riqueza vitamínica también estimula la producción de colágeno. Es importante tomar el zumo inmediatamente después de prepararlo para evitar la pérdida de nutrientes y su oxidación. Estos son sus beneficios:

- Ayuda a regular el pH del estómago
- Favorece el sistema digestivo
- Fortalece el sistema inmunológico
- Desinflama el organismo
- Disminuye úlceras
- Mejora el revestimiento del estómago
- Modula las secreciones estomacales

Además, vale la pena mencionar su capacidad para neutralizar el efecto de los radicales libres, responsables directos del estrés oxidativo que daña nuestras células y, en consecuencia, deteriora la apariencia de nuestra piel.

**7. Hierba luisa.** A menudo subestimada, es mi hierba medicinal predilecta, por delante del té blanco o la melisa. Esta planta no suele figurar en los herbarios dedicados específicamente a la piel, pero su impacto en la salud general termina reflejándose en una piel más sana y radiante. La hierba luisa es conocida por facilitar la expulsión de gases, ser digestiva, diurética, e incidir en la reversión del proceso de oxidación celular, además de minimizar migrañas, espasmos e inflamaciones, y tener un efecto relajante.

Combínala con otros esenciales como romero, tomillo, cardo mariano, zarzaparrilla, ortiga, melisa, fumaria (especialmente si tienes problemas de secreción biliar), kalanchoe y, por supuesto, el té blanco para potenciar sus efectos.

**8. Frutos rojos.** Te recomiendo que incorpores los frutos rojos en tu recetario esencial *durante todo el año*. A pesar de que por su color los categoricemos como un alimento del verano, estos frutos son verdaderamente beneficiosos para la piel en cualquier estación. Poseen innumerables propiedades, tantas como días tiene el año. Destacan especialmente por su rica combinación de vitaminas, fibras y flavonoides.

**9. Noni.** Este fruto, proveniente de la planta *Morinda citrifolia*, podría estar en el apartado de complementos nutricionales, pero he preferido que forme parte del *top* 11 para asegurarme de que «la joya de la corona» reciba la atención que merece. Se consume desde hace siglos en la Polinesia y el sudeste asiático y su jugo es 100 % medicina para el cuerpo. Tienes que acostumbrarte a su peculiar sabor, pero cuando sientas sus beneficios no podrás vivir sin tomarlo asiduamente. La xeronina es uno de sus compuestos activos, un alcaloide que repara el daño celular de raíz, y tiene otros componentes beneficiosos como la morindia citrifolia, terpenos, flavonoides o fibra.

**10. Aloe vera**. Aunque parezca una vieja gloria en declive, si lo que buscamos es nutrir la piel por dentro no podemos dejar de incluirlo en nuestro listado. Además, los alimentos medicina no son una moda. La mayoría de ellos datan de civilizaciones antiquísimas y por mucho que se los haya explotado, minimizado o desvirtuado, como es el caso del aloe vera, este es y seguirá siendo un alimento esencial. Eso sí, con pulpa, sin pasteurizar y ecológico.

**11. Enzimas digestivas.** Me gusta pensar en ellas como obreros de la construcción. Al igual que estos trabajadores, las enzimas digestivas distribuyen, descomponen, construyen y sellan los materiales dentro de nuestro sistema. Si ingerimos alimentos sin suficiente «personal» para romper las cadenas de aminoácidos o simplificar los azúcares, los materiales quedan sin distribuir y no pueden asimilarse correctamente. A raíz de esto, se acumulan en forma de gases, hinchazón o digestiones pesadas. Con los años vamos perdiendo estos indispensables catalizadores del proceso de descomposición de los alimentos, y aparecen distintas enfermedades, muchas de ellas de carácter funcional.

Desde sus primeras formulaciones por el año 1966 hasta el libro *La enzima mediterránea* en 2014 ha llovido mucho. En 2024, a las enzimas digestivas todavía les cuesta hacerse un hueco en el mercado, cuando en realidad, si atendiéramos a sus verdaderos beneficios, seríamos incapaces de vivir sin ellas. Te invito a partir de ahora a que les des un lugar destacado en tu vida.

## ESENCIALES DE LA DESPENSA PARA LUCIR UNA PIEL ESPLÉNDIDA

Aparte de los 11 alimentos medicina, vamos a añadir a esa lista una serie de ingredientes y preparaciones que te ayudará a reconducir tu día a día propiciando la salud de tu piel:

- Agua caliente con limón, jengibre y aceite de oliva (cuchara sopera): ideal para estimular la producción de ácido en el estómago, recuperar enzimas y equilibrar los jugos gástricos. Tómala en ayunas para optimizar sus efectos. Si el limón no te convence, puedes optar por el zumo de apio, también en ayunas, que hemos visto en los 11 alimentos medicina.

- Fermentados como kombucha, chucrut, kimchi, agua de kéfir, kéfir de cabra o de coco (gran fuente de monolaurin): incorpora estos alimentos a tu dieta para aprovechar su riqueza en probióticos, esenciales para la salud intestinal y el sistema inmune.

- Germinados: añádelos a tus platos durante la primavera para alinear tu alimentación con la energía revitalizante de la estación.

- Semillas como lino marrón, chía, amapola, calabaza y girasol: tuesta y tritura estas semillas para liberar sus nutrientes y consérvalas en la nevera (máximo una semana).

- Kuzu: intégralo en tus sopas y caldos como prevención para tu cuidado intestinal así como en casos de gastritis.

- Tahini: utilízalo en tus desayunos para añadir un toque cremoso y lleno de minerales.

• Jengibre: un aliado versátil en tu cocina, útil para mejorar la digestión y combatir la inflamación.

• Gomasio: un condimento rico en omega 3 y 6 para condimentar los platos y evitar salsas y procesados.

• Hongos medicinales como shiitake, reishi, champiñón del sol o un preparado mezcla de hongos: inclúyelos regularmente en tu dieta para ralentizar la oxidación celular y fortalecer el sistema inmune.

• Cardo mariano e hinojo: dos poderosos aliados herbales por sus propiedades detoxificantes y su apoyo al sistema digestivo. No puedo vivir sin ellos.

• Salvia, anís estrellado y té de roca: un trío de hierbas que cautiva por su aroma y sus beneficios, especialmente recomendables para la salud respiratoria y digestiva.

• Canela en rama: incorpórala a tus recetas para aprovechar sus propiedades desinflamatorias y su capacidad para regular los niveles de azúcar en sangre.

• Leche con arroz, tapioca y/o jugo de patata cruda: mis clásicos para calmar la acidez estomacal. Consumir en ayunas para mejores resultados.

• Hierbas aromáticas como menta, albahaca, cilantro, eneldo, perejil y cebollino: enriquece tus platos con estas hierbas para potenciar el sabor y beneficiarte de sus virtudes digestivas y su poder preventivo contra la oxidación celular.

• Agua de mar: mezcla una parte de agua de mar con tres partes de agua filtrada o alcalina (pH 9,5) para crear un reconstituyente natural que aporta minerales esenciales y ayuda a regular los fluidos corporales.

## LOS 5 FILTROS DE LA PIEL. ¿CÓMO LIMPIARLOS?

La limpieza regular de los filtros de nuestro cuerpo debería ser una parte esencial de nuestra rutina de belleza, ya que esto facilita la restauración del equilibrio y la armonía necesarios en nuestro organismo para los procesos de reparación celular de la piel.

**1.er filtro: el riñón.** Llenar ½ bañera con 2 kg de sal común y sumergirse durante 20 minutos facilitará una diálisis natural. Una alternativa más ecológica es sumergirse en el mar. Se recomienda una vez por semana.

**2.° filtro: el hígado.** Aunque me repita, recomiendo el cardo mariano tantas veces como sea necesario, sea como complemento alimenticio, sea en cápsulas, aceite, infusión o esencia floral. Estudios científicos han demostrado que regenera las células del hígado, incluso ante dosis letales de veneno. La silimarina, principio activo que se extrae de él, contrarresta el efecto de las sustancias tóxicas presentes en nuestro organismo.

**3.er filtro: el pulmón.** Estrechamente vinculado con la piel, la limpieza pulmonar puede realizarse mediante el consumo de plantas medicinales en infusiones o jarabe, tales como llantén, malvavisco, pino yemas, tomillo o pulmonaria. Se recomienda pasear por la montaña como mínimo dos veces al mes; realizar limpiezas nasales con agua de mar para evitar que la mucosidad baje al pulmón o se acumule, dando lugar a la sinusitis; practicar respiración consciente y tomar con frecuencia NAC

(N-acetilcisteína), que ha demostrado su poder para revertir los procesos oxidativos.

**4.° filtro: intestino grueso.** Incorpora en tus rutinas limpiezas de colon cada equinoccio y/o enemas de café. Cuida las mucosas, vellosidades y paredes intestinales mediante el consumo de prebióticos y probióticos, suplementos como el butirato, preferentemente acompañados de vitamina D y enzimas digestivas como la serrapeptasa, que ayuda a eliminar el biofilm[1] y limpiar los recovecos del intestino grueso.

**5.° filtro: la piel.** Dado que todo el libro pone foco en el cuidado de este filtro, aquí se puede añadir a nuestra rutina el uso de clorofila, una sustancia similar a la hemoglobina, capaz de depurar metales pesados y evitar la inflamación crónica relacionada con el proceso de envejecimiento. Puede consumirse directamente o en formas como la chlorella, hierba de trigo o espirulina. Además, puedes realizar una sauna semanal usando jabón negro con carbón activo para eliminar las toxinas epidérmicas, hacer exfoliaciones con MSM (metilsulfonilmetano, un compuesto orgánico de azufre), y complementarlo con baños en el mar.

Quiero terminar el libro con una reflexión: la enfermedad, ya sea de la piel o de cualquier otro órgano, en toda su dimensión —física, mental, espiritual, emocional— es directamente proporcional a la distancia entre lo que te conecta a la vida y tu vida real. Cuanto más lejos vivas de tu centro, mayor será tu propensión a desarrollar afecciones. Por el contrario, cuando reconocemos y aceptamos lo que somos, integrando todos los aspectos de nuestro ser, la vida fluye y el alma se expande. Hace años me inspiró mucho un libro sobre el método Gerson, llamado así por su fundador, donde el doctor Max Gerson postula un principio simple y aplicable a todos los aspectos de la vida: existen solo dos motivos por los que enfermar: por carencia o por intoxicación.

¿Empezamos a vivir de verdad?

## DICCIONARIO BÁSICO DE COSMÉTICA EMOCIONAL®

***Beauty Rhythms***: la naturaleza es nuestra inspiración fundamental. Ella nos provee todo lo necesario en el momento adecuado. Es fundamental ser conscientes de esto y actuar en concordancia. Esto implica reconocer que el cuidado personal no puede ser siempre el mismo; necesitamos adaptar nuestros rituales de belleza a los ritmos y ciclos naturales. Nuestra piel cambia con las estaciones, las etapas de la vida, nuestro estado emocional o consecuencia del exposoma. Aprender a crear nuevas rutinas que consideren todos estos factores nos permitirá brindarnos exactamente lo que necesitamos.

**Brumas vibracionales o energéticas**: brumas para tu piel con esencias florales vibracionales infusionadas en hidrolatos y combinadas con aceites esenciales y plantas medicinales. En Cosmética Emocional® entendemos que para lucir tu mejor versión, es esencial revitalizar tu piel. ¡Súmate al efecto de brumizarte! Es un regalo para los sentidos y para tu dermis, que se beneficia de la armonía energética de las esencias florales.

**Ciclos vitales**: vivir de manera coherente es como ponerle música a tu vida. Es esencial descubrirnos para propiciar que nuestra existencia confluya y fluya armónicamente. Conocernos y respetarnos es el principio fundamental que habilita ese fluir. Esto implica ser honestos con nosotros mismos y darnos el permiso para vivir desde la plenitud.

**Exposoma**: conjunto de factores no genéticos, externos y ambientales a los que las personas estamos expuestos y que tienen impacto en nuestra salud y bienestar. Nuestro entorno, la contaminación ambiental, el cambio climático, la temperatura o el tabaquismo son ejemplos de estos factores. La acumulación y combinación de estos elementos a lo largo de los años son determinantes, influyendo en mayor o menor medida en la salud de nuestra piel. Es decir, la acumulación de exposoma será también determinante a la hora de prevenir un envejecimiento prematuro, la aparición de manchas o la pérdida de luminosidad.

**Holístico**: deriva de *holismo* (del griego *ὅλος* —*holos*—, que significa 'todo' o 'entero'). Enfoque filosófico que subraya la importancia de comprender las partes en el contexto del todo. Desde esta perspectiva, nuestros sistemas —ya sean físicos, biológicos, sociales o mentales— y sus propiedades deben ser analizados en su totalidad, no solo a través de los componentes individuales que los conforman.

***Skinimalismo***: es una tendencia en el cuidado de la piel que aboga por una rutina de belleza simplificada, eficaz y versátil para optimizar nuestros rituales de *beauty*. Inspirado en la filosofía del minimalismo, originaria de la arquitectura, el *skinimalismo* promueve el principio de «menos es más». Esta aproximación no solo busca satisfacer todas nuestras necesidades de cuidado de la piel con menos productos, sino que también enfatiza el uso de tratamientos multifuncionales que apuntan hacia un futuro más sostenible. Reconociendo que la industria cosmética genera un volumen significativo de residuos a lo largo de su cadena de producción, desde Cosmética Emocional® apostamos por un cambio en la manera de producir y consumir, inclinándonos hacia un proceso artesanal que define el lujo sostenible.

**WellAging**: nuestra Cosmética Emocional® no entiende de «anti-» y se aleja de la mentalidad de lucha. Queremos cambiar la percepción de la belleza que, durante muchos años, nos ha predispuesto a luchar contra nosotras mismas, contra lo que somos. Cosmética Emocional® propone reconectar con nuestra esencia, abrazarla y amarla apostando siempre por nuestra mejor versión.

**Détox emocional**: todo es energía, decía Einstein, incluso lo material, como hemos repasado en los primeros capítulos. La energía crea la materia, lo que significa que el plano emocional se manifestará en el plano físico. Empecemos entonces por el principio, estableciendo una jerarquía holística para cuidarnos debidamente y con propiedad.

**MERF:** Mapa Emocional de Reflexo Facial desarrollado a partir de los mapas corporales de las flores de Bach de Dietmar Krämer, que permite llevar al plano cosmético la relación directa entre emociones y piel. Es una herramienta que nos muestra, a través del mapa, qué zonas se relacionan con determinadas emociones con el objetivo de desbloquearlas para restablecer su equilibrio energético y, en consecuencia, mejorar el aspecto físico.

***Skin Conscious Care***: conciencia en el cuidado de la piel. Un *must* que espero haber transmitido a lo largo de estas páginas y sé que vas a practicar a partir de ahora.

# NOTAS

## INTRODUCCIÓN

1. I. Gaspar, «En 2023 la industria cosmética generará 800.000 millones de dólares», en *El Economista*, 3 de diciembre de 2019, https://www.eleconomista.es/status/noticias/10233767/12/19/En-2023-la-industria-cosmetica-generara-800000-millones.html
2. A. Wechsler, *The Mind-Beauty Connection*, Free Press, Nueva York, 2008.
3. F. Tausk, «Factores de estrés sobre patologías dérmicas», en *Vitae*. Academia biomédica Digital, https://caibco.ucv.ve/caibco/vitae/VitaeVeintitres/Dermatologia/ArchivosHTML/Tausk.htm

## CAPÍTULO 1

1. J. Ulnik, «La piel es como una pantalla de las emociones», en *Clarín*, 9 de diciembre de 2021, https://www.clarin.com/buena-vida/jorge-ulnik-piel-pantalla-emociones-_0_oVoyY6lJZ.html

## CAPÍTULO 3

1. A. M. Cuervo, «Ana María Cuervo, bióloga. "La vejez es como una enfermedad que aún no se ha manifestado. Si no haces nada, se manifestará"», entrevista en *El País*, 17 de mayo del 2024, https://elpais.com/salud-y-bienestar/2024-05-17/ana-maria-cuervo-biologa-la-vejez-es-como-una-enfermedad-que-aun-no-se-ha-manifestado-si-no-haces-nada-se-manifestara.html
2. B. H. Lipton, *La biología de la creencia*, Palmyra, Madrid, 2007.
3. E. Bissone, «Los secretos de familia pueden matar», en Infobae América, 9 de noviembre de 2017, https://www.infobae.com/2011/08/23/1032005-los-secretos-familia-pueden-matar/
4. B. H. Lipton, *La biología de la creencia*, Palmyra, Madrid, 2007.

## CAPÍTULO 5

1. Ch. Ionio, G. Ciuffo, y M. Landoni, «Parent-Infant Skin-to-Skin Contact and Stress Regulation: A Systematic Review of the Literature», en *International Journal of Environmental Research and Public Health*,

18:4695, 2021. Se puede consultar en https://www.researchgate.net/publication/351126669_Parent-Infant_Skin-to-Skin_Contact_and_Stress_Regulation_A_Systematic_Review_of_the_Literature

## CAPÍTULO 6

1. E. Bach, *Obras completas*, Ediciones Continente, Madrid, 2017.
2. D. R. Hawkins, *El poder frente a la fuerza*, Ediciones El Grano de Mostaza, Barcelona, 2015.
3. M. L. Hernández-Bule, J. Martínez-Botas, M. A. Trillo, C. L. Paíno, y A. Úbeda, «Antiadipogenic effects of subthermal electric stimulation at 448 kHz on differentiating human mesenchymal stem cells», en Molecular Medicine Reports, 13(5):3895-903, 13 de mayo de 2016, https://www.spandidos-publications.com/10.3892/mmr.2016.5032#
4. Todo en el universo, desde un objeto cotidiano hasta los alimentos que consumimos, las canciones que escuchamos, los instrumentos musicales, las ondas cerebrales, las emociones, la aparatología médica, la cosmética emocional y nuestro propio cuerpo, vibra a una frecuencia específica, emitiendo una energía determinada. Este cuadro de frecuencias lo ilustra a través de distintos ejemplos:

| Categoría | Variedades | Descripción | Frecuencia (aproximada) en Hz |
|---|---|---|---|
| Ondas cerebrales | Gamma, Beta (3 subgrupos), Alfa, Theta y Delta | Frecuencias de actividad eléctrica en el cerebro durante diferentes estados de conciencia | De 30-90 Hz (Gamma) a 0,2-4 Hz (Delta) |
| Frecuencia cardíaca | El corazón late a la frecuencia fundamental (ω0) no constante | Rango medio y aproximado de la frecuencia del corazón. Determinado por distintas variables, entre ellas, la edad | En un rango de 0,8 a 1,7 Hz |
| Oído humano | El límite superior suele disminuir con la edad | Rango de audición del oído. Por encima o por debajo de este rango no oímos nada | De 20 a 20.000 Hz |
| Oído de un animal | El rango varía en función de la especie | Rango de audición captado por el oído de un animal | De aproximadamente 20 a 65.000 Hz en perros, hasta 160.000 Hz (ultrasónico) en delfines o 200.000 Hz en el caso de los murciélagos |

| Frecuencia de la piel (caricias suaves) | Captadas por un mecanorreceptor específico: Meissner | Frecuencia a través de la cual nuestra piel capta una caricia o roce | Menor o igual a 50 Hz |
|---|---|---|---|
| Kobido facial o masaje deportivo | Captadas por un mecanorreceptor específico: Pacini | Frecuencia de la piel a través de la cual capta una presión profunda | De aproximadamente 250 Hz, aunque se activan entre 30 y 100 Hz |
| Sensibilidad en humanos | Captación de frecuencias externas | Rango medio en el que los humanos somos especialmente sensibles | Entre 3.000 y 4.000 Hz |
| Colores | El rango varía en función del color | Frecuencia de la luz visible, asociada a diferentes colores. Extremos del espectro visible | De 405 a 800 THz (1 Hz = $10^{-12}$ THz) |
| Emociones | El rango más fiable que existe, según mi criterio, deriva del trabajo de David R. Hawkins | Ver Mapa de la Conciencia | Las mediciones de Hawkins son algorítmicas. No las mide en Hz |
| Música | Tonos graves, medios, altos (agudos) | Rango de frecuencias en las que se clasifican los tonos | Menores a 250 Hz los graves; los medios van de 256 Hz a 2.000 Hz y los agudos alcanzan casi nuestro límite audible. |
| Notas musicales | Desde el do de la primera octava hasta el si de la última (octava 0 hasta octava 8) | Frecuencia de cada nota musical en la escala cromática | De 16,35 Hz, correspondiente a la nota do de la primera octava, a 7.902,14 Hz, correspondiente a la nota si de la última octava |
| Frecuencias sanadoras | En función del conflicto a sanar | Rango considerado en la musicoterapia | De 432 Hz a 936 Hz |
| Cosmética Emocional® | Seguimos investigando | Medición por Biómetro de Bovis. Rango entre 0 y 10.000 unidad Bovis | De aproximadamente 7.500 a 9.500 UB. Valores considerados standard de la salud: entre 6.300 y 6.500 UB |

5. M. Alonso Puig, «La piel es el tercer cerebro y dice mucho más de tu salud mental de lo que crees» en *Telva*, 22 de junio de 2021, https://www.telva.com/belleza/2021/06/22/60d06c2301a2f1411f8b464c.html

## CAPÍTULO 7

1. J. Grahn, «Lo que la canción "Despacito" de Luis Fonsi y Daddy Yankee le hace a tu cerebro, según los científicos (y por qué esto explica su éxito)», en BBC Mundo, 11 de julio de 2017, https://www.bbc.com/mundo/noticias-4056498
2. Distintas tradiciones espirituales reconocen la existencia de múltiples cuerpos o planos de existencia más allá del físico. La Teosofía, el Hinduismo, el Budismo, la Cábala y la Antroposofía describen cuerpos sutiles como el emocional, mental y espiritual, cada uno con sus propias características y funciones. Estas enseñanzas sugieren que el equilibrio de estos cuerpos es esencial para el bienestar integral del individuo.

## CAPÍTULO 9

1. Niveles de energía en julios:

| Rango de energía en julios (×10^-2) | Descripción del nivel de energía |
|---|---|
| 0 - 20 | Baja energía (puede estar relacionado con una deficiencia de energía, así como con un estado meditativo) |
| 20 - 40 | Energía disminuida |
| 40 - 70 | Energía moderada |
| 70 - 90 | Energía aumentada; típica en personas con un nivel de energía alto |
| 90 - 100 | Energía alta; típica en atletas, altos directivos, etc. Al mismo tiempo, puede ser indicativa de inflamación |

## CAPÍTULO 10

1. Destaco obras como *Enfermedades de la piel*, de Salomon Sellam; *La peau et ses états d'âme* [La piel y sus estados anímicos], de Danièle Pomey-Rey, y *Le grand dictionnaire des malaises et des maladies* [El gran diccionario de las dolencias y enfermedades], de Jacques Martel.

## CAPÍTULO 12

1. M. Maston-Lerat, *Psicogenealogía en torno al dinero y al éxito*, Ediciones Obelisco, Barcelona, 2015.

## CAPÍTULO 13

1. «Nosode» es un remedio preparado a partir del tejido de una enfermedad real, o de organismos asociados con enfermedades, bacterias o virus en forma de cultivo.
2. E. Bach, *Obras completas*, Ediciones Continente, Madrid, 2017.
3. B. H. Lipton, *La biología de la creencia*, Palmyra, Madrid, 2007.
4. C. B. Pert, *Molecules of Emotion: The Science Behind Mind-Body Medicine*, Simon & Schuster, Nueva York, 1999.
5. F. Tausk, «Factores de estrés sobre patologías dérmicas» en *Vitae. Academia biomédica Digital*, https://caibco.ucv.ve/caibco/vitae/VitaeVeintitres/Dermatologia/ArchivosHTML/Tausk.htm
6. S. Mancuso, *El futuro es vegetal*, Galaxia Gutenberg, Barcelona, 2017.
7. D. Chamovitz, *What a Plant Knows: A Field Guide to the Senses*, Scientific American / Farrar, Straus and Giroux, Nueva York, 2012.
8. M. Gagliano, *Así habló la planta: La consciencia secreta de las plantas y la sorprendente comunicación con ellas y entre ellas*, Gaia Ediciones, Madrid, 2020.

## CAPÍTULO 14

1. El Mapa Emocional Reflexo Facial (MERF) es una innovadora herramienta que desarrollé como parte del método Cosmética Emocional®, inspirada en los mapas corporales de las Flores de Bach de Dietmar Krämer. Centrándose en 37 áreas específicas de la cara y el cuello, el MERF vincula cada zona con una esencia floral correspondiente a diferentes estados emocionales que tiene un correlato en la apariencia física de esa zona. Con esta metodología, masajeando y tratando cada área concreta con un cosmético formulado energéticamente y en base a las asignaciones florales de Krämer, la zona puede liberar su carga emocional, restablecer su equilibrio energético y mejorar su aspecto físico. Todo un cambio de paradigma en el sector del *beauty*.

## BIBLIOGRAFÍA

ALONSO PUIG, M., «La piel es el tercer cerebro y dice mucho más de tu salud mental de lo que crees» en *Telva*, 22 de junio de 2021, https://www.telva.com/belleza/2021/06/22/60d06c2301a2f1411f8b464c.html

BACH, E., *Obras completas*, Ediciones Continente, Madrid, 2017.

BISSONE, E., «Los secretos de familia pueden matar», en Infobae América, 9 de noviembre de 2017, https://www.infobae.com/2011/08/23/1032005-los-secretos-familia-pueden-matar/

CHAMOVITZ, D., *What a Plant Knows: A Field Guide to the Senses*, Scientific American / Farrar, Straus and Giroux, Nueva York, 2012.

CUERVO, A. M., «Ana María Cuervo, bióloga. "La vejez es como una enfermedad que aún no se ha manifestado. Si no haces nada, se manifestará"», entrevista en *El País*, 17 de mayo de 2024, https://elpais.com/salud-y-bienestar/2024-05-17/ana-maria-cuervo-biologa-la-vejez-es-como-una-enfermedad-que-aun-no-se-ha-manifestado-si-no-haces-nada-se-manifestara.html

GAGLIANO, M., *Así habló la planta: La consciencia secreta de las plantas y la sorprendente comunicación con ellas y entre ellas*, Gaia Ediciones, Madrid, 2020.

GASPAR, I., «En 2023 la industria cosmética generará 800.000 millones de dólares», en *El Economista*, 3 de diciembre de 2019, https://www.eleconomista.es/status/noticias/10233767/12/19/En-2023-la-industria-cosmetica-generara-800000-millones.html

GRAHN, J., «Lo que la canción "Despacito" de Luis Fonsi y Daddy Yankee le hace a tu cerebro, según los científicos (y por qué esto explica su éxito)», en BBC Mundo, 11 de julio de 2017, https://www.bbc.com/mundo/noticias-4056498

HAWKINS, D. R., El poder frente a la fuerza, Ediciones El Grano de Mostaza, Barcelona, 2015.

HERNÁNDEZ-BULE, M. L., J. MARTÍNEZ-BOTAS, M. A. TRILLO, C. L. PAÍNO, y A. ÚBEDA, «Antiadipogenic effects of subthermal electric stimulation at 448 kHz on differentiating human mesenchymal stem cells», en Molecular Medicine Reports, 13(5):3895-

903, 13 de mayo de 2016, https://www.spandidos-publications.com/10.3892/mmr.2016.5032#

IONIO, CH., G. CIUFFO, y M. LANDONI, «Parent-Infant Skin-to-Skin Contact and Stress Regulation: A Systematic Review of the Literature», en *International Journal of Environmental Research and Public Health*, 18:4695, 2021. Se puede consultar en https://www.researchgate.net/publication/351126669_Parent-Infant_Skin-to-Skin_Contact_and_Stress_Regulation_A_Systematic_Review_of_the_Literature.

KRÄMER, D., *Nuevos mapas corporales de las Flores de Bach*, Editorial Sirio, Málaga, 2000.

LEADEN, P.J., C. A. SAVIGNONE, J. L. BARBERÓN, P. A. ZEINSTEGER y A. PALACIOS, «Efecto de Silybum marianum (L.) Gaertn sobre peroxidación de microsomas y mitocondrias de cerebro de rata» en *Veterinaria Cuyana*, 2017, n.º 12, pp. 63-65, https://sedici.unlp.edu.ar/bitstream/handle/10915/118221/Documento_completo.pdf-PDFA.pdf?sequence=1&isAllowed=y

LIPTON, B. H., *La biología de la creencia*, Palmyra, Madrid, 2007.

MANCUSO, S., *El futuro es vegetal*, Galaxia Gutenberg, Barcelona, 2017.

MASTON-LERAT, M., *Psicogenealogía en torno al dinero y al éxito*, Ediciones Obelisco, Barcelona, 2015.

OROZCO, R., *Flores de Bach. Manual de aplicaciones locales*, Ediciones Índigo, Barcelona, 2003.

OROZCO, R., *Flores de Bach. Patrón transpersonal y aplicaciones locales. Territorios tipológicos*, Ediciones El Grano de Mostaza, Barcelona, 2017.

PERT, C. B., *Molecules of Emotion: The Science Behind Mind-Body Medicine*, Simon & Schuster; NUEVA YORK, 1999.

POPOVIĆ, B., M. VELIMIROVIĆ, T. STOJKOVIĆ, G. BRAJOVIĆ, S. R. DE LUKA, I. MILOVANOVIĆ, S. STEFANOVIĆ, D. NIKOLIĆ, J. L. RISTIĆ-DJUROVIĆ, N. D. PETRONIJEVIĆ y A.M. TRBOVICH, «The influence of ageing on the extrapineal melatonin synthetic pathway», en *Experimental Gerontology*, septiembre de 2018; 110:151-157, doi: 10.1016/j.exger.2018.06.010.

RIVAS-SUÁREZ, S. R., J. ÁGUILA-VÁZQUEZ, B. SUÁREZ-RODRÍGUEZ, L. VÁZQUEZ-LEÓN, M. CASANOVA-GIRAL, R. MORALES-MORALES, y B. C. RO-

DRÍGUEZ-MARTÍN, «Exploring the Effectiveness of External Use of Bach Flower Remedies on Carpal Tunnel Syndrome: A Pilot Study», en *Journal of Evidence-based Integrative Medicine*, enero de 2017; 22(1):18-24, doi: 10.1177/2156587215610705.

RYAN, J. C., P. VIEIRA y M. GAGLIANO, *The Mind of Plants: Narratives of Vegetal Intelligence,* Synergetic Press, Santa Fe (Nuevo México), 2021.

SCHIFFMAN, H., *La percepción sensorial*, Limusa Wiley, México D. F., 2001.

SELLAM, S., *Las enfermedades de la piel,* Ediciones Bérangel, Benassay, 2015.

TAUSK, F., «Factores de estrés sobre patologías dérmicas» en Vitae. Academia biomédica Digital, https://caibco.ucv.ve/caibco/vitae/VitaeVeintitres/Dermatologia/ArchivosHTML/Tausk.htm

ULNIK, J., «La piel es como una pantalla de las emociones» en Clarín, 9 de diciembre de 2021, https://www.clarin.com/buena-vida/jorge-ulnik-piel-pantalla-emociones-_0_oVoyY6lJZ.html

VEGAS, O., J. VANBUSKIRK, S. RICHARDSON, D. PARFITT, D. HELMREICH, M. REMPEL, J. MOYNIHAN y F. TAUSK, «Effects of psychological stress and housing conditions on the delay of wound healing», en *Psicothema*, 2012, Vol. 24, n.º 4, pp. 581-586.

WECHSLER, A., *The Mind-Beauty Connection*, Free Press, Nueva York, 2008.

## AGRADECIMIENTOS

A Isabel Gonzàlez Álvarez, periodista, gran profesional, amiga y compañera, por haber colaborado en este libro compilando material de los primeros siete años de Cosmética Emocional®. También por el tiempo que hemos trabajado codo a codo. Por tu entrega, ilusión y disposición, fueran cuales fueran las circunstancias.

A Susana Duatis, enfermera de UCI, acupuntora, amiga y especialista en psiconeuroinmunología (PNIE), por contribuir con tu gran talento a inspirar y enriquecer la evolución de Cosmética Emocional® a través de tus aportaciones, sugerencias y apoyo.

A Ángeles Wolder, directora del Instituto Wolder, mi profesora, fisioterapeuta, docente y fuente de inspiración y sabiduría, quien me hizo querer y entender la Descodificación Biológica Original, que es hoy uno de los pilares del método Cosmética Emocional®. Gracias también por formar parte de estas páginas.

A mis florales, floreros y bioamores: Àngel Peral, Carme Roig y Enric Homedes. Gracias, Carme y Enric, por hacerme enamorar de la terapia floral —gran pilar de Cosmética Emocional®—, por amar a las plantas y a los animales y por transmitirme todo ese amor. Gracias a Àngel, en especial, por colaborar en este libro y por nuestras charlas sin fin.

A Josep Guarch, por sus imprescindibles recomendaciones homeopáticas.

A Eva Congil y Fernanda Ares, por verme, confiar en mí y darme la oportunidad de publicar este libro.

A Victoria Riobó, por su gran labor de edición y por hacerme sentir acompañada y cuidada durante todo el proceso.

Al teatro, a Anna Sabaté y a Espai Philae, por haberse cruzado en mi trayectoria y acompañarme a encontrarme y encontrar el tan ansiado camino de vida.

A mi compañero de vida, Jörg Behrendt, apoyo incondicional y pilar. Gracias por tu generosidad, por cuidar de la familia, por la mágica sencillez de tus palabras, por ayudarme a creer en mí, por acompañarme a cumplir mis sueños, y por estar ahí siempre.

A mis padres, José María y María Ángeles, a Àngela, mi hermana, a mis amores Mariona, Noah y Nadja, a mi ahijada Anna, a Rosina, mi amiga del alma, amigos, exparejas, tribu, familia, profesores y terapeutas, gracias por estar o haber estado en mi vida, por acompañarme tanto en mis luces como en mis sombras, y ayudarme a crecer y caminar juntos.

A mi ya difunta tía, un sentido y profundo agradecimiento. Parte de este libro fue escrito en la residencia geriátrica en donde la acompañaba, y ella a mí. Aunque había soñado escribir un libro en un lugar apartado y en plena naturaleza, la vida lo dispuso de otra forma. Agradezco a mi tía y a todas las personas de la residencia haberme abierto el corazón y reubicado en la vida, recordándome lo que de verdad importa: amarse, amar y ser amado. Ahora comprendo que no había mejor lugar para escribirlo.